실습으로 익히는

의학 논문 작성법

채 한 지음

부산대학교출판문화원

본 교재의 목적과 편제

연구 방법론에 대한 관심이 높아지고 있습니다.

의학 연구에 처음 입문하였을 때를 회상해보면, 어디에서 무엇부터 시작해야 하는지 막연함에 답답해하였던 기억이 남아 있습니다. 지난 연구 경험을 통해 되돌아보면 연구를 기획하여 결과를 정리하고 남들 앞에서 발표함에 있어서, 여러 선생님들의 소중한 도움을 바탕으로 다양한 시행착오를 통해 한 가지씩 몸으로 배우는 과정이었던 것 같습니다. 참 많은 조언들과 경험들이 있었으며, 조금만 일찍 기회가 주어졌었더라면 얼마나 더 효율적인 연구를 할 수 있었을까 하는 아쉬움이 남습니다. 이에 다양한 서적들을 참고하고, 리뷰어로서의 경험을 토대로 본 교재를 만들게 되었습니다.

본 교재는, 의학 연구를 진행하고 그 결과를 논문이나 포스터, 구두발표를 통해 학계에 보고하는 가장 일반적인 원칙과 방법들을 실습을 통해 몸으로 익히는데 초점을 두고 있습니다. 워크샵이나 실습, 강의의 편의를 위하여, 챕터별로 학습 목표와 이에 해당되는 강의와 실습을 제시하였습니다.

슬라이드 형태로 정리된 강의안에서는 분야별로 중요한 내용을 설명하였고, 다양한 워크쉿(worksheet)과 체크리스트(check-list)를 실습양식으로 사용하여 전문 분야의 기존 논문들을 차분히 분석해나가도록 하였습니다. 본인이 구상하고 있는 주제와 관련된 기존 논문들을 분석하는 과정을 통해 논문의 구조를 이해하는 비평적 시각(critical review)을 자연스럽게 배양하도록 하였으며, 최종적으로는 논문을 작성하는 과정들이 자신도 모르게 몸에 익혀지도록 하였습니다. 실습 과정에서 기존 논문들을 분석할 때 사용하는 각종 체크리스트들은, 본인의 논문작성 과정에서도 그대로 활용될 수 있다는 점은, 본 교재의 가장 큰 장점입니다.

본 교재는 일반적인 논문의 작성법, 임상 연구 논문의 특징, 연구를 위한 통계학 기초, 논문의 심사와 수정 과정 등을 이해하기 위한 강의와 실습 등으로 짜여 있습니다. 필요에 따라 일부만을 취사선택하거나 참고자료들을 추가하여 학습함으로써, 한 학기 강의의 주교재로 사용될 수도 있게 하였습니다. 제 5장의 참고자료에 수록된 서적과 홈페이지, 논문 등을 부교재로 사용한다면 보다 심도 있는 실습과 강의가 이루어질 것입니다.

본 교재를 통해, 효율적인 연구와 학문의 건승을 기원합니다.

2014년 가을
金井에서

목 차

실습으로 익히는

의학 논문 작성법

1. 일반적인 논문의 구조와 내용

1.1. How to Write Research Article

[학습 노트]

좋은 연구란 어떤 것이고,
어떻게 하면 다른 사람들에게 나의 연구를 보다 쉽게 설명할 수 있을까요?

다음 슬라이드를 통해서, 다음과 같은 내용들이 설명되어 있습니다.

1. 좋은 연구란 어떤 것일까.
2. 연구를 기획하고, 작성하고, 발표하는 단계는 어떻게 나누어지는가.
3. 연구를 발표하는 방법에는 어떤 것들이 있는가.
4. 연구 결과를 발표하는데 사용되는 기본적인 형식은 무엇인가.
5. 연구 결과의 발표에 사용하는 형식들을 어떻게 익힐 수 있는가.

MEMO

1. How to design & write Research Paper

A-1. What is the 'Research'

가. Code of Federal Regulations
- by U.S. Department of Health and Human Services
- Definitions on department, research, human subject, intervention .

나. 45 CFR 46.102

(d) **Research** means a **systematic investigation**, including research development, testing and evaluation, designed to develop or contribute to **generalizable knowledge**. Activities which meet this definition constitute research for purposes of this policy, whether or not they are conducted or supported under a program which is considered research for other purposes. For example, some demonstration and service programs may include research activities.

A-2. What is the 'Science'

가. What is the 'Science'?

- Science is defined as the intellectual and practical activity encompassing the systematic study of the structure and behavior of the physical, natural and humanistic world through observation and experiment.

나. Intuitive vs. Rational

"The intuitive mind is a sacred gift and the rational mind is a faithful servant."

– Albert Einstein

A-3. 좋은 연구란?

가. What is Your Question ??
- 좋은 연구는, 좋은(흥미로운, sexy한...) 질문에서 시작한다.

나. Divide and Conquer !!
- 너무 어려운 문제도, 단계를 나누면 쉬워진다.

다. One at a time !!
- 한번에 한가지 주제'만'을 다룬다. 한번에 한걸음씩 전진한다.

라. 좋은 연구는, '일반화될 수 있는 새로운 지식'을 제시한다.
- 논문은 '성과'가 아니라, 연구를 설명하는 과학자의 '언어'이다.
- 좋은 논문을 작성하는 능력은 '실습(몸)'으로 완성된다.
- 대학은, 연구로 얻어진 '최신 지식을 교육'하는 곳이다.

B-1. Research planning and it's progress

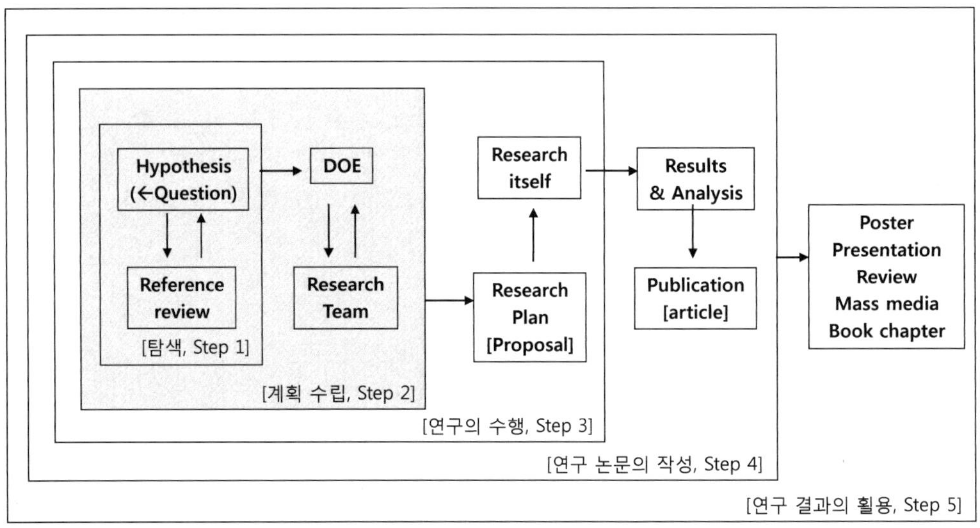

B-2. Importance of the Research Proposal

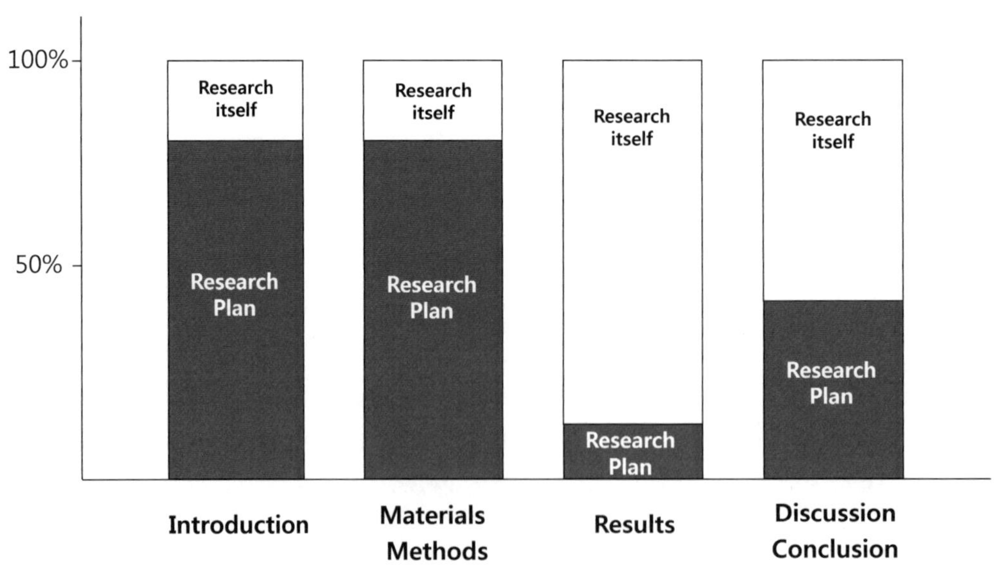

B-3. Work-flow for writing manuscript

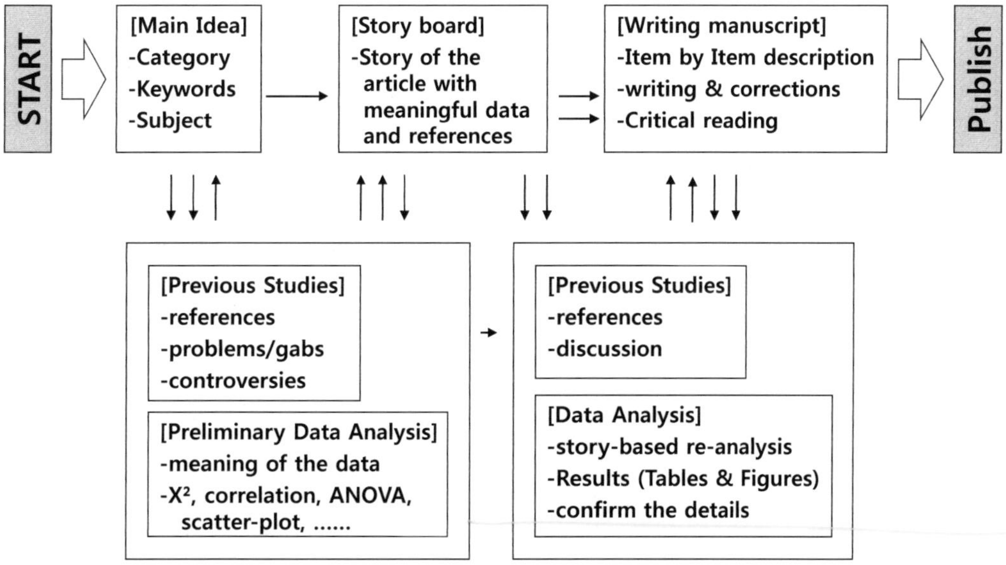

C-1. 좋은 논문의 특징

가. 신뢰성 (reliability)

- 객관성과 정확성: 모든 부분이 정확하게 서술되었다.
- 전문성: 전문적인 내용들에 이루어져 있고, 믿음이 간다.

나. 일관성 (consistency)

- 일관적이며, 직관적인 하나의 흐름을 만들어 내기에, 깔끔하다.
- 논문 요소들에 중복이 없으면서도 필요한 내용이 논리적으로 기술되어 있기에, 설득력을 지니고 있다.

다. 독창성 (originality)과 현실성 (reality)

- 새롭고도 궁금한 내용(이론 또는 데이터)을 다루고 있다.
- 현실적인 주제로, 현장에 바로 응용/활용이 가능하다.

C-2. 좋은 논문 작성의 원칙

가. 논문의 작성은 '객관식'이다

- 量 보다 質이 중요하고, 가장 중요한 것은 좋은 story이다.
- 연구계획서를 토대로 육하원칙에 따라 내용이 기술되었다.
- 분야별 특성에 따른 필요 내용들이 정해진 위치에 기술되어 있다.
- 가장 효과적인 논문 집필 과정은; 필요한 내용을 모아서, 형식에 맞게 배치하고, 논리적으로 연결시킨 후, 필요한 논리와 참고자료를 보충하는 순서로 이루어진다.

나. 영문 논문의 작성에는, '논리적 서술'이 가장 중요하다

- 좋은 주제와 스토리는, 잘 쓴 영어보다 100배나 중요하다.
- 한글로 잘 쓰여진 논문이 영어로 번역하기도 쉽다. 문법과 필체는 각종 번역/수정 서비스의 도움을 받으면 된다.
- 중요한 개념의 영어 단어들을, 집필 처음부터 결정해 놓는다.
- 두괄식 또는 쌍괄식을 사용하며, 중요한 것을 먼저 제시한다.

D. 연구의 기획 및 발표에서의 중요한 포인트

가. KISS

- **K**eep **I**t **S**imple, **S**tupidly !!
- **K**eep **I**t **S**hort and **S**imple !!
- "**Exclusion** is as important as inclusion !!"
- 연구 기획 및 논문 집필은, 필요한 것 위주로 간략히 기술함.

나. 연구 진행의 3요소

- 1/3 연구 아이디어 혹은 story가 좋으면 반은 완성된 셈이다.
- 2/3 세세한 실험, 치밀한 연구의 진행을 통해 알맹이를 만든다.
- 3/3 형식에 맞추어 간결히 엮기만 하면 된다.
- [토대] → [기둥과 지붕] → [벽과 장식]
- [가슴/Question] → [머리/Design] → [엉덩이/Do It]

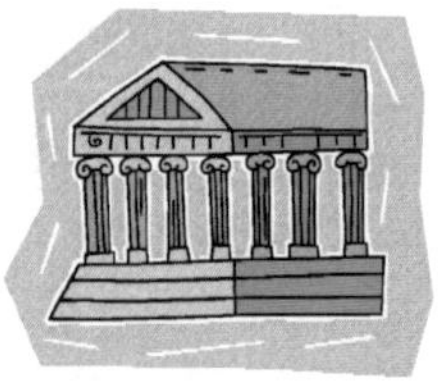

E. 연구 발표(논문)의 종류

가. Research Paper
- 미발표, 일반적 형식, 8000 단어 정도.

나. Communication (Rapid publication)
- 간단한 내용/주제를 위주로 해서 알린다는 의미. 2-3000 단어 정도

다. Letters to Author / Comments
- 발표 논문에 대한 논평.

라. Review
- 특정 분야의 주제를 놓고 관련 내용을 총 망라. Guiding light

마. Technical Report
- 기술적인 부분, 자료 측정법, 실험법 등 연구 방법론

바. Proceeding (학회 초록)

사. Poster & Oral presentation (포스터 및 구두발표)

F-1. Structure of the Research Publication

- 연구 결과의 발표의 일반적인 형식은 다음과 같다.

가. Abstract

나. Introduction
1. Introduction (or Abstract+...)

다. Methods
1. Subjects
2. Procedures
3. Statistical analysis
4. Outcome measures

라. Results

마. Discussion & Conclusion

바. References

F-2. Structure of Abstract

- 구조화된 초록(structured Abstract)에는 IMRAD 형식을 사용.

가. Introduction
- Reason for the study
  (The purpose of this study was to ...)

나. Materials and Methods
- How to do it?

다. Results
- Numbers, numbers & numbers.

라. Discussion and Conclusion
- Conclusion/implication of the article
  (Results demonstrated .... With further study, this can be ....)

F-3. Structure of Research article (Contents)

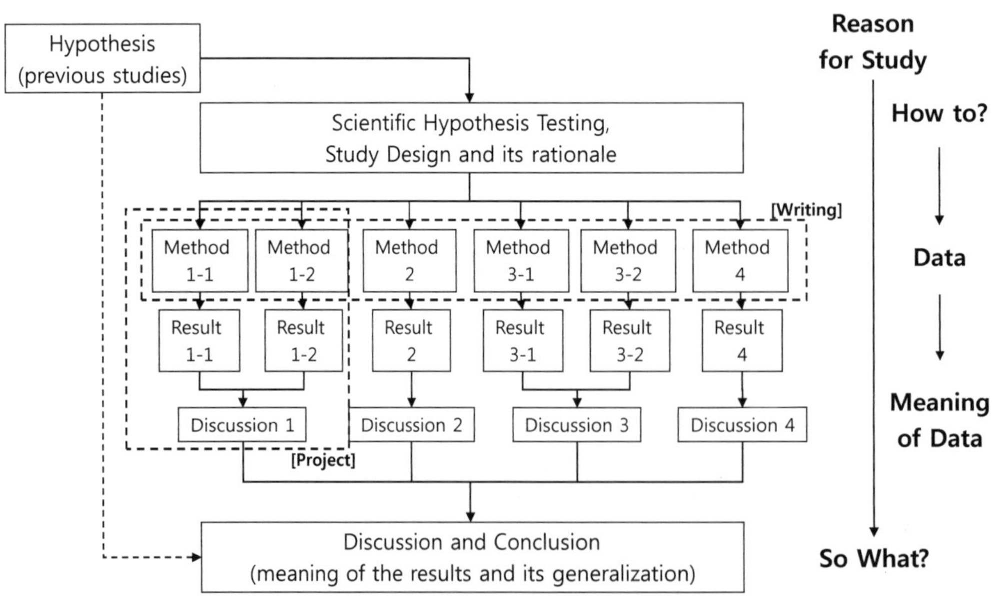

F-4. Introduction vs. Discussion

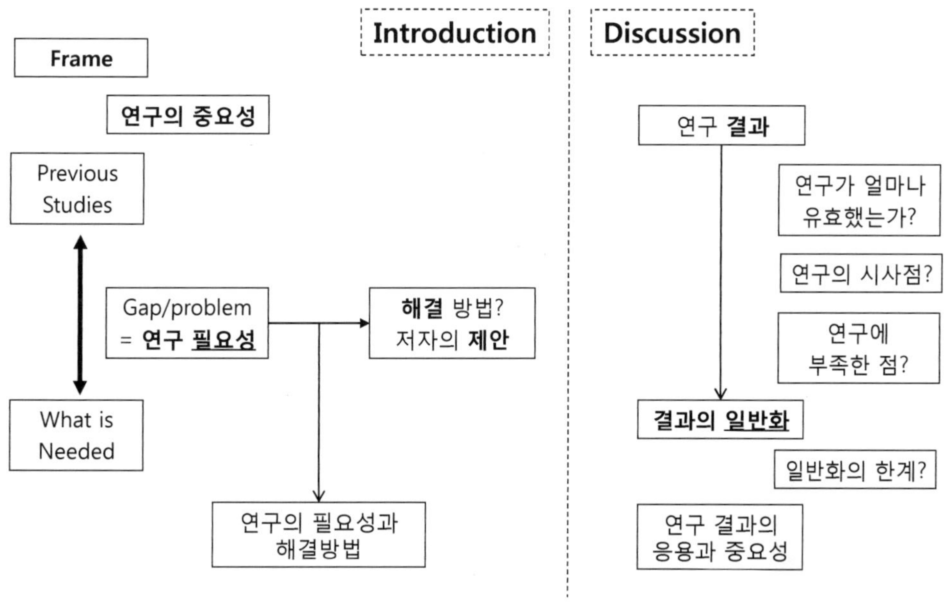

F-5. Structure of Research article (Writing & Reading)

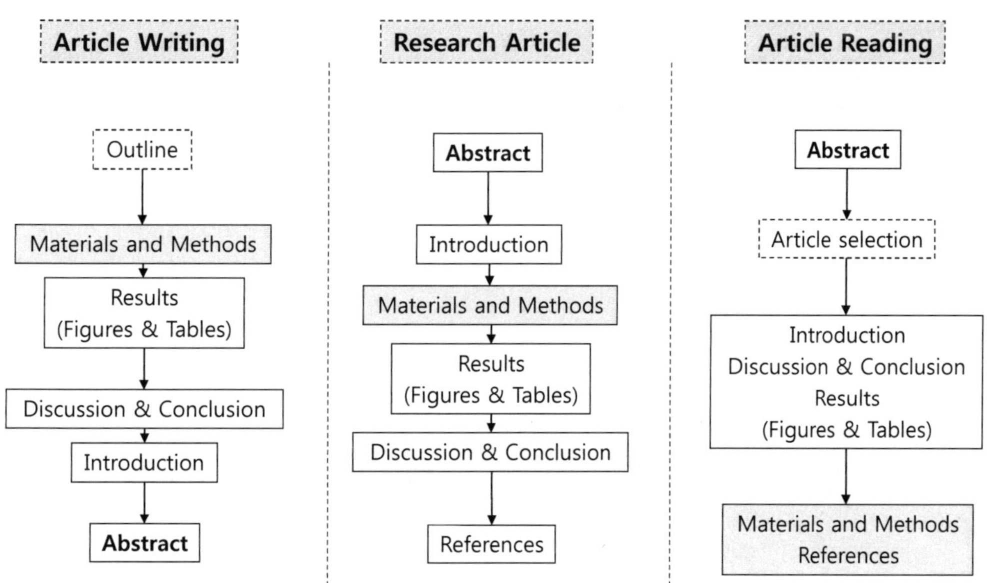

F-6. Analyzing the Structure of Research Article

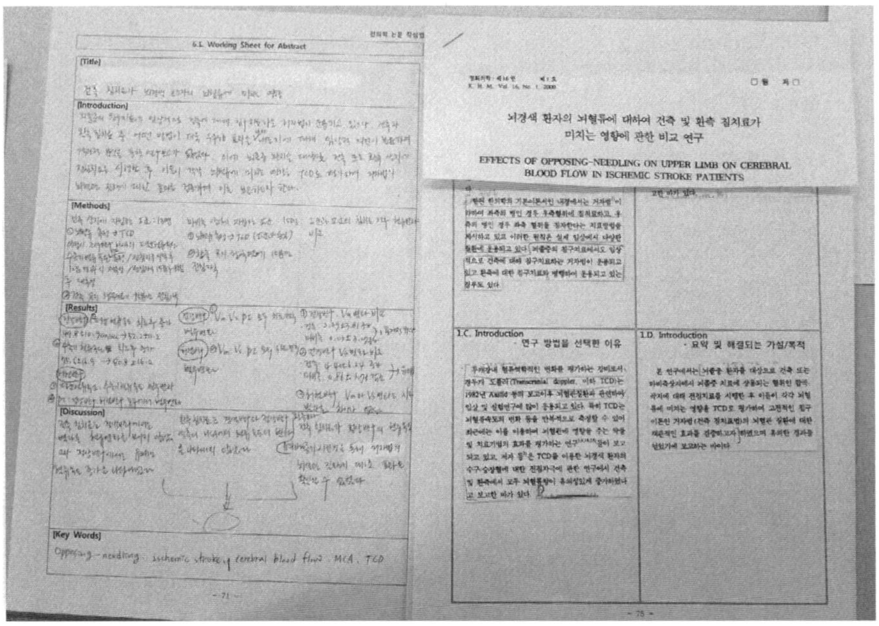

[논문을 실습 양식에 따라 분석하기, 실습과정]

G-1. Structure of Poster Presentation

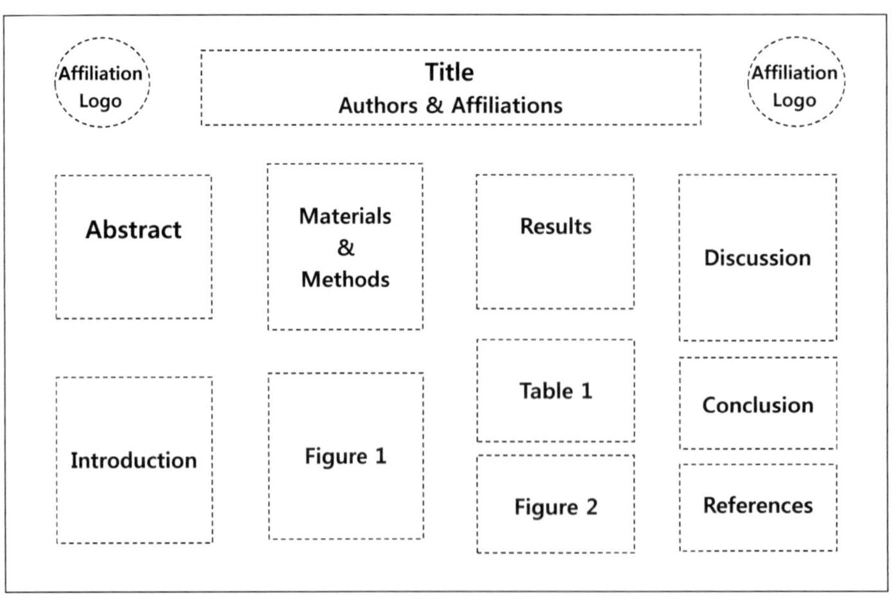

G-2. Structure of Poster (example)

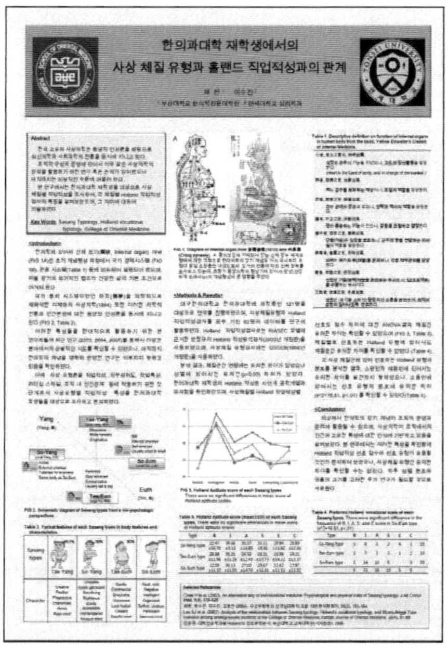

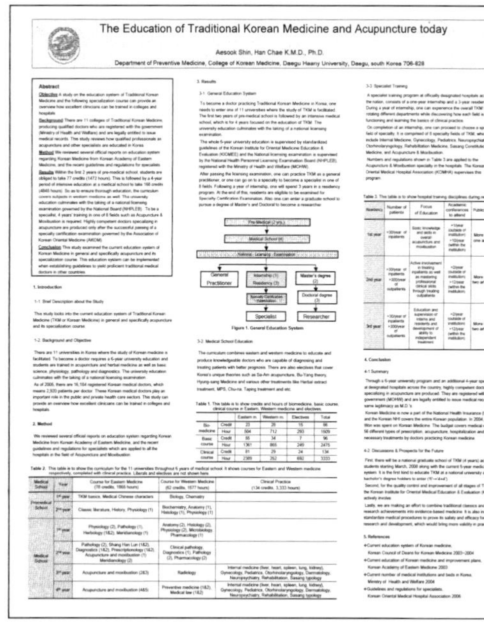

[실제 발표에 사용된 포스터]

G-3. Making the Poster with research paper

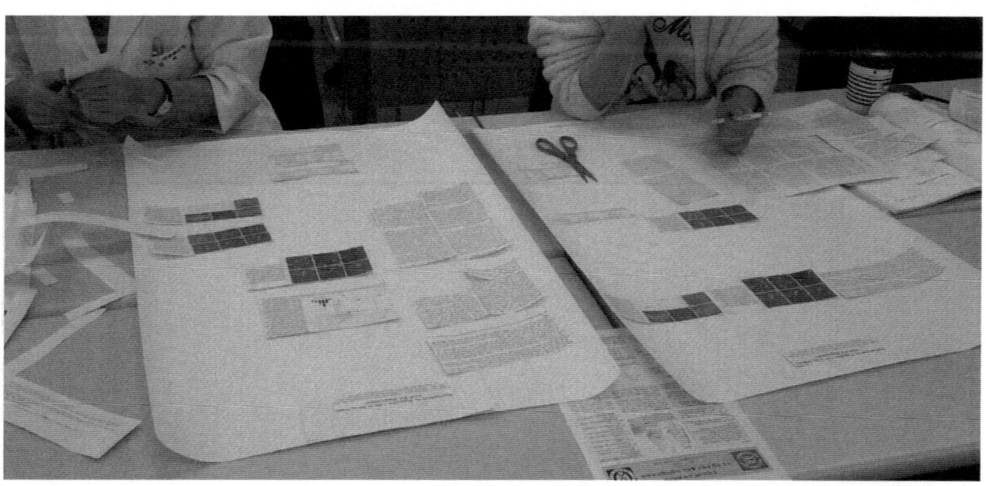

[샘플 논문을 오려 붙여서 포스터 만들기, 실습과정]

H. Structure of Oral Presentation

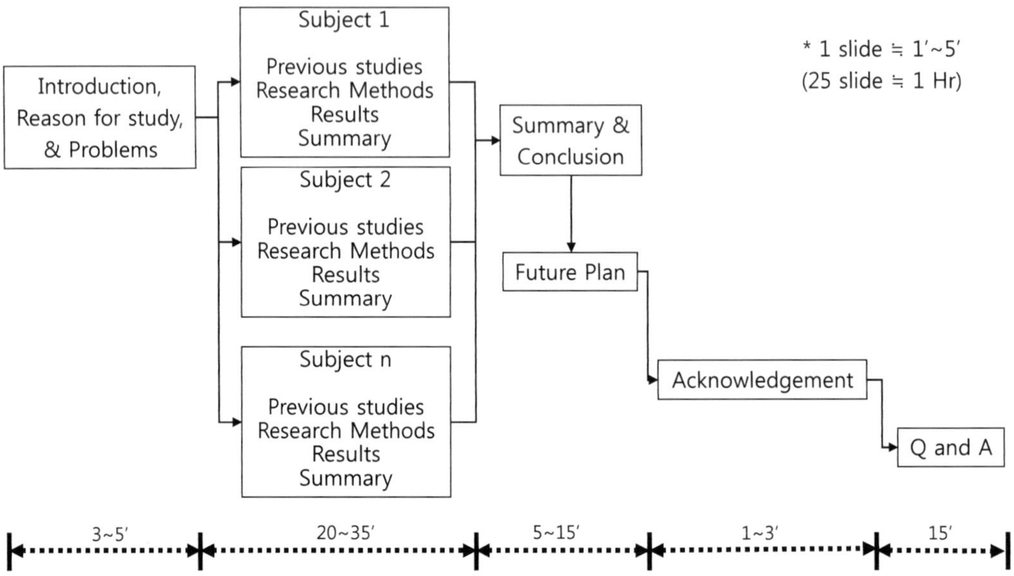

G/H. Good Poster & Oral presentation

가. Poster

1. You have only **one second** to get attention.
2. Arrange the Figures (and Tables) first.
3. Insert Abstract & IMRD with decreased volume.
4. Graphic design (깔맞춤 & 줄맞춤. 가독성) is the key.
5. Less text with Bigger font.

나. Oral presentation

1. Structured, summarized, point emphasized, interesting ......
2. Figure is better than text. 6-8 lines of text per one page.
3. Do not read all the text, just summarize/explain the meaning.
4. Story telling is needed. But not a bed-time story.

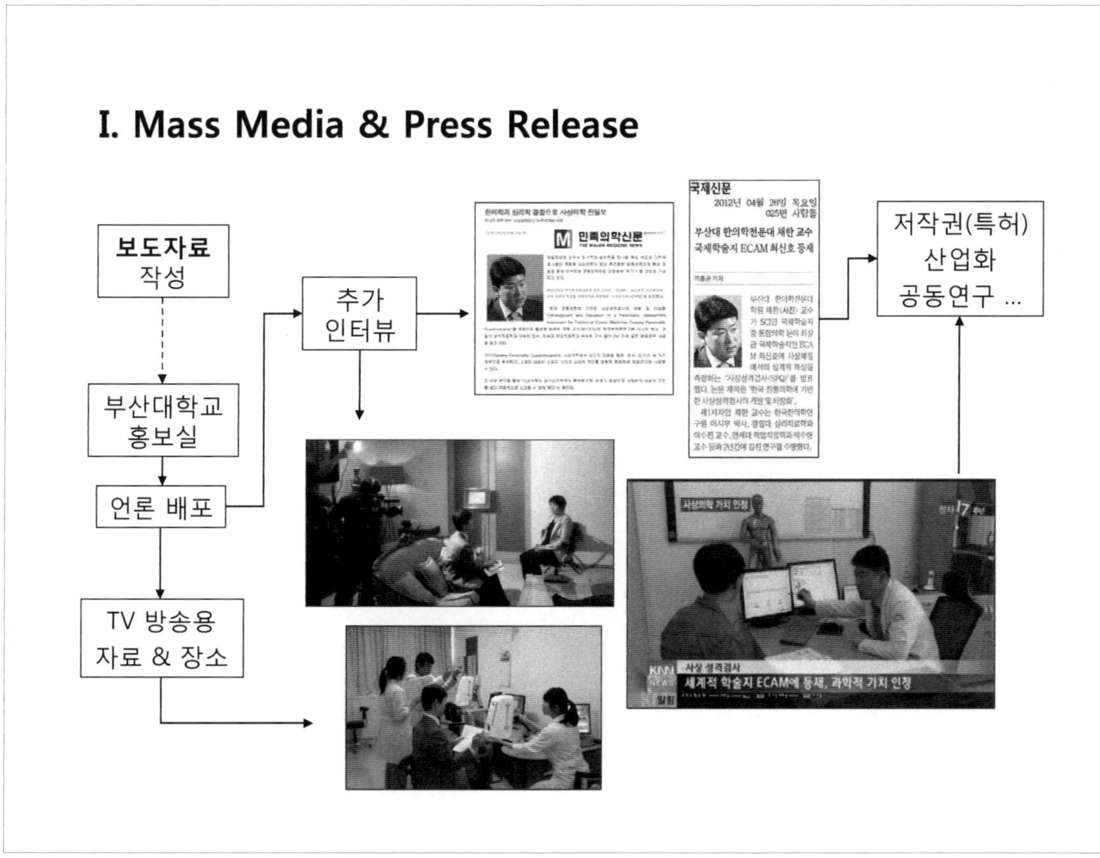
I. Mass Media & Press Release
보도자료
작성
부산대학교
홍보실
언론 배포
TV 방송용
자료 & 장소
추가
인터뷰
민족의학신문
국제신문
2012년 04월 26일 목요일
025면 사람들
부산대 한의학전문대 채한 교수
국제학술지 ECAM 최신호 등재
저작권(특허)
산업화
공동연구 ...
사상의학 가치 인정
사상 성격검사
세계적 학술지 ECAM에 등재, 과학적 가치 인정

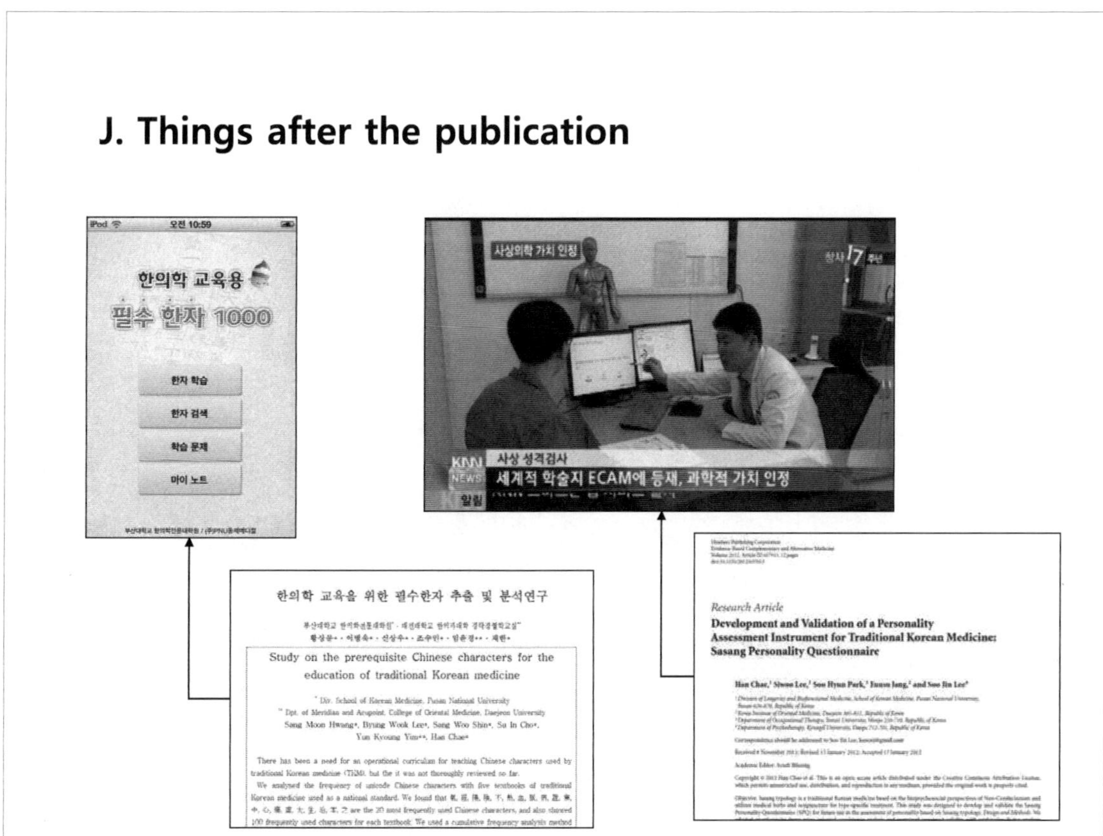
J. Things after the publication
오전 10:59
한의학 교육용
필수 한자 1000
한자 학습
한자 검색
학습 문제
마이 노트
사상의학 가치 인정
사상 성격검사
세계적 학술지 ECAM에 등재, 과학적 가치 인정
한의학 교육을 위한 필수한자 추출 및 분석연구
Study on the prerequisite Chinese characters for the education of traditional Korean medicine
Research Article
Development and Validation of a Personality Assessment Instrument for Traditional Korean Medicine: Sasang Personality Questionnaire

1.2. Research Article의 구조와 내용

[학습 노트]

일반적으로 사용되는 (투고) 논문의 구조와 내용을 3페이지로 요약하였습니다,
본 챕터에서는 교수님 또는 워크샵 강사의 설명을 통해 논문의 필수적인 구조와 함께 관련된 내용을 이해하고, 다음 챕터에서는 각종 실습양식을 사용한 실습과정을 통해 이를 능숙하게 활용할 수 있도록 합니다.

1. Title Page

A. 다음 내용이 포함되어야 함: Word count (Table & Figure 개수), Title, Running title, Author's name, degree and affiliation, Acknowledgement, Corresponding information 등.

B. 저자 등과 관련된 정보를 포함하는 유일한 페이지로, review 과정에서는 숨겨지기도 함.

2. Abstract

A. IMRD 형식을 사용하며, 해당 부분의 중요한 내용들을 추출, 정리하여 전체 요약으로 제시함.

B. Keyword는 분야, 주제, 제목, 방법과 도구, 분석 및 결과, 의의에 있어서 가장 중요한 단어임.

C. 맨 마지막에 작성하며, 본문과는 별도로 관리된다는 것을 기억해야 함.

3. Introduction

A. 연구의 필요성, 중요성
   i. 해당(관련) 분야 연구의 background 정보를 제공함.
   ii. 해당 분야 연구의 과거 history 또는 현재 동향을 통해, 한계점과 이를 극복할 방안 제시.
   iii. 본 연구의 흥미로운 점 또는 implication을 설명함.

B. 연구 목적(Objective) 또는 가설(Ho or Question)
   i. 목적/가설이 나오게 되는 이유, 논리, 근거, 문제점, 의문점, Gap 등
   ii. 연구의 목적과 가설을 구체적으로 제시함.

C. 연구 방법을 선택한 이유
   i. 연구 목적과 관련하여 해당 방법을 선택하게 된 이유를 논리적으로 설득함.
   ii. 연구 방법/접근법에 대한 구체적인 소개 (본 연구를 중심으로)

D. 요약 및 해결되는 가설/목적, 결론 요약 & 연구의 의의

4. Methods and Materials

(연구의 종류에 따라, 재현가능하고 신뢰성이 확보될 만큼의, 필요한 내용을 기술)

A. Materials
   i. Subject: cell line, 동물, 피험자, 치료법(intervention), 논문 등
   ii. Material: 약재, 시약, 의료기기, 장비와 기구, 설문, 평가법 등

B. Procedure & Methods
   i. 연구진행 및 측정 결과치별로, 정리된 연구방법들을, 육하원칙에 따라 상세히 기술
   ii. 윤리적 측면에 대한 고려사항 (IRB/IACUC 등)
   iii. 구체적인 관찰 항목(변수, endpoint) 또는 결과를 얻기 위한 구체적인 측정법을 기술

C. Study Design
   i. Study design (statistical modeling)
      1.가설, 연구 집단의 특성, 변수의 특성 등을 고려한다.
      2.신뢰도/타당도, 민감도/특이도, confounding factor, statistical power, bias 등을 고려한다.
   ii. Methods/tools for Statistical Analysis
      1.사용된 변수, 통계분석(종류, 방법, 유의성 판단 등)과 구체적인 사용 목적을 서술함.
      2.사용된 software 정보, 데이터의 종류와 표기 방법, 유의수준 등을 설명함.

5. Results

A. 연구의 배경지식을 토대로, 스토리를 뒷받침할 수 있는 결과치를 제시할 것.
B. 예상했던 결과와 예상하지 못했던 결과들을 이해하기 쉽게 정리하여 기술함.
C. Descriptive Statistics: Demographic 또는 background data를 제시함.
D. Hypothesis Testing: Hypothesis/Method별로, 중요한 결과를 기술함.
E. 표와 그림, 결과치의 설명이 조화를 이루어야 함.
F. "Omission is as important as inclusion"

6. Discussion

A. 본 연구에서 얻은 주요한 새로운/중요 결과들과 그 의미를 간략히 요약하여 기술.
B. Related to the Methods and Material itself: 본 연구에서 사용된 방법에 대한 논의
   i. 연구방법의 선택, 한계성, 타당성/신뢰성, 분석법 등에 대하여 논의
   ii. 다른 논문/연구와 동일한 점 & 차이점에 대한 논의
   iii. 본 연구를 통해 제시하는 새로운(new)/독창적(unique)/우수한(strong) 내용

C. Related to the Results itself: 본 연구에서 얻은 결과에 대한 논의
   i. 연구결과를 활용한 가설확인/목적성취에 대한 해석 및 논의
   ii. 다른 논문/연구와 동일한 점 & 차이점에 대한 논의 (재해석)
   iii. 객관적인 논의를 제시하며, 과대한 해석(extrapolation)은 절대 하지 않는다.
D. 일반화(generalization)/의미(Implication)
   i. 본 연구를 통해 얻을 수 있는 일반화된 결론 및 활용
E. Limitation/defense (자기반성+방어/변명+자기자랑+후속연구...)
   i. 본 연구 과정에서 미흡했던 점, 한계점 및 개선 방안을 제시한다.
   ii. 연구 결과의 또 다른 해석 가능성을 언급한다.
F. 후속 연구가 필요한 분야/내용, 그리고 차후 응용/활용 계획
G. 요약: 중요한 결과, 의의(중요성) 및 활용 가능성

7. References

A. 본인의 연구로 밝혀진 것 외에는 모두 참고자료로 뒷받침되어야 한다.
B. 믿을만한 연구 결과를 보고한 논문 이외에 web-page, 서적, 신문기사 등을 활용한다.
C. 독자가 스스로 찾아서 읽을 수 있을 만큼의 충분한 근거자료가 제시되어야 한다.
D. 연구와 밀접하며, 본문 내용의 근거가 되는지 반드시 원문을 직접 확인한다.
E. 최근 발표된 논문 또는 중요 논문이 빠지지 않았는지 투고 전 반드시 재확인한다.
F. 투고 저널에서 요구하는 형식에 맞는지 투고 전 반드시 재확인한다.

8. Acknowledgement

A. 연구 참여 저자들의 역할. 이해관계(COI), 또는 기타 언급되어야 할 중요한 내용.
B. 연구비 지원기관. 연구 진행에 도움이 된 사람 또는 단체.

9. Tables & Figures

A. 표와 그림만으로도 연구의 중요 내용이 이해될 수 있어야 함
   -> 표와 그림이 좋다면, 잘 쓰여진 논문일 가능성이 매우 높다.
B. 연구의 procedure 또는 배경 mechanism을 Figure 1 또는 Table 1을 통해 제시하기도 함.
C. 결과 또는 피험자의 특성을 설명하는 첫번째 Table은, 연구에서의 방향을 제시한다는 중요성을 지니고 있음.
D. 본문에서의 순서 및 스토리의 전개에 맞추어 번호를 부여한다.

※ Table/Figure 작성 요령

1. Table/Figure는 꼭 필요한 것만 사용하며, 스스로 의미가 설명되어야 한다.
2. 데이터를 제시함에 있어, 내용별로 Table과 Figure 중 어떤 것이 더 좋은지 항상 비교한다.
3. Table/Figure 및 title, legend, foot note, caption은 (투고형식에 따라) 영문으로 작성하며, title과 legend만으로도 내용이 명확히, 간결하게 설명되어야 한다.
4. 흑백, 저해상도 출력에 맞추어 가장 중요한 요점이 잘 드러나도록 한다.
5. 제목, 줄/칸의 구성, x/y축의 종류와 교차점, 그림의 종류와 척도, 그룹, n, 중요한 결과/통계치, 단위, 약자, 소숫점 표기, 결측치 등이 명료하게 고려되어야 한다.
6. Table 작성에서의 유의사항
   ; 세로선을 없앨 것, 정렬(위쪽/왼쪽, 중간 등)방법이 적절할 것, 본문 기술이 나은지 확인할 것, na(not available)/ns(not significant)/-(no data) 등을 적절히 사용할 것, 폰트를 통일하고 **bold**/*Italic*을 적절히 활용할 것, 통계 패키지 출력치를 그대로 사용하지 말고 논문에 맞게 편집할 것, 등
7. Figure 작성에서의 유의사항
   ; 불필요 없는 선은 없앨 것, 내용에 알맞은 그림의 종류(line, scatter, box, bar, contour, ternary, symbol, radar 등)를 먼저 결정할 것, PDF 출판을 고려하여 흑백/컬러 출력을 함께 고려할 것, 통계 패키지 출력을 그대로 사용하지 말고 새로 그릴 것, 등
8. 투고할 때에는 번호 및 위치가 맞는지 반드시 재확인한다.
9. 약어를 사용할 때에는, 초록, 본문, 도표에 각각 설명을 넣는다.

1.3. Research Article의 구조와 내용 (실습)

[학습 노트]

앞에서, 일반적인 연구발표의 구조와 내용을 살펴보았습니다.
실제로 발표되었던 논문들(3-5편)을 다음의 실습양식들을 사용하여 직접 분석해보면서, 구조에 대한 이해를 심화합니다. 실습 양식의 사용 순서는 다음과 같습니다.

실습용 논문 → 구조별 부분 나누기 → Abstract 만들기
→ 연구방법 & 결과 정리
→ 통계기법 & 결과 정리
→ 논문의 부분별 완성도 평가
→ 연구 계획서 작성

각 실습 양식의 사용 단계와 목적은 아래와 같습니다.

1. 논문의 구조에 맞추어 부분별로 나누기 (실습양식-A)
   ; 실제 논문을 통해서, 부분별로 포함되어야 할 내용이 어떻게 기술되는지 확인합니다.
   A. 본인과 관련된 주제, 형식, 연구방법이 사용된 논문들(3-5편)을 준비합니다.
   B. 앞에서의 논문구조에 맞추어 관련되는 부분을 준비된 실습양식에 오려붙입니다.
   C. 교수님(또는 워크샵 강사)에게 제출하고, feedback을 통해 오류를 수정합니다.

2. Abstract 만들기 (실습양식-B)
   ; 부분별 내용의 요약을 통해서 초록을 작성하고, 이를 실제 논문과 비교합니다.
   A. 앞에서 구조별로 오려붙인 논문에서, 각 부분을 1-2개의 문장으로 요약합니다.
   B. 교수님(또는 워크샵 강사)에게 제출하고, feedback을 통해 오류를 수정합니다.

3. 사용된 연구방법과 그 결과를 정리하기 (실습양식-C)
   ; 논문의 내용을 이해함에 있어서, '가설-방법-결과-의미'의 관련성을 이해합니다.
   A. 앞에서 구조별로 오려붙인 논문에서, 사용된 연구방법 및 그 결과를 요약합니다.
   B. 교수님(또는 워크샵 강사)에게 제출하고, feedback을 통해 오류를 수정합니다.

4. 사용된 통계분석 기법과 그 결과 정리하기 (실습양식-D)
   - [3.2.] 실습을 위하여 제시된 논문들을 대상으로, 사용된 통계기법, 통계의 사용목적, 변수의 특성, 분석결과, 의미 등을 교수님에게 제출하고, 오류를 수정합니다.

5. 논문의 부분별 완성도 평가하기 (실습양식-E)
   ; 논문의 완성도에 대한 평가기준을 이해하고, 활용할 수 있도록 합니다.
   A. 앞에서 구조별로 오려붙인 논문을 대상으로, 각 부분별 완성도를 평가합니다.
   B. 교수님(또는 워크샵 강사)에게 제출하고, feedback을 통해 오류를 수정합니다.

6. 논문 및 연구의 계획서 작성하기 (실습양식-F)
   ; 기존 논문을 사용하여 연구를 계획해봄으로써, 본인 연구의 기획능력을 배양합니다.
   A. 앞에서 구조별로 오려붙인 논문을 대상으로, 어떻게 계획하였을지 작성합니다.
   B. 교수님(또는 워크샵 강사)에게 제출하고, feedback을 통해 오류를 수정합니다.

Table 1-1. Research Article에서 Abstract의 구조와 내용 분석 (실습양식-A)

2. Abstract & Keywords	
3.A. Introduction - 연구의 필요성과 중요성	3.B. Introduction - 연구 목적 또는 가설

3.C. Introduction - 연구 방법을 선택한 이유	3.D. Introduction - 요약 및 해결되는 가설/목적
4.A. Methods & Materials - Materials	4.B. Methods & Materials - Procedure & Methods

4.C. Methods & Materials - Study design & 통계 분석방법	4. Methods & Materials - 기타

5.A/C. Results – Demographic (background) data & Meaning

5/9. Result or Tables/Figures & Meanings

5/9. Result or Tables/Figures & Meanings

5. Result - 결과요약 (가장 중요한 결과)

6.A. Discussion - 본 연구에서 얻은 주요한 새로운/중요 결과 및 의의	6.B. Discussion - Related to the Methods and Material
6.C. Discussion - Related to the Results	**6.D. Discussion - 일반화(generalization)**

6.E. Discussion - Limitation/defense	6.F. Discussion - 후속 연구가 필요한 부분 및 응용(활용) 계획
6.G. Discussion - 요약 (중요한 결과, 의의 및 본 연구의 기여 내용)	**6. Discussion - 기타**

7. References

8. Acknowledgement

Table 1-2. Research Article에서 Abstract의 분석 (실습양식-B)

[Title]		
[Introduction]		
[Methods]		
[Results]		
[Discussion]		
[Key Words]		

Table 1-3. Research Article에서 사용된 연구방법과 그 결과들 (실습양식-C)

Hypothesis #1			
Used Methods			
Results			
Implication			

Hypothesis #2			
Used Methods			
Results			
Implication			

Table 1-4. 논문에 사용된 통계분석 결과의 분석 (실습양식-D)

Used Stats.	#1	#2
Reasons for the use		
Details of the Statistical Analysis		
Results (Table & Fig) and Implications		

Used Stats.	#3	#4
Reasons for the use		
Details of the Statistical Analysis		
Results (Table & Fig) and Implications		

Table 1-5. Research Article에서의 중요 항목별 채점표 (실습양식-E)

항목	번호	기술 내용	점수
제목	1	연구 내용을 간명하게 표현하며, 필요에 따라 running title을 포함.	
초록	2	IMRAD 형식에 맞추어 규정된 단어 개수에 맞추어 작성함.	
서론			
배경	3	연구의 필요성과 중요성을 연구배경을 토대로 논리적으로 기술함.	
목적	4	연구의 목표와 검증할 가설을 구체적이고 명료하게 기술함.	
도구와 방법	5	연구 방법과 도구를 선택한 이유와 간략한 설명을 기술함.	
요약	6	연구의 내용과 이를 통해 얻을 수 있는 일반화된 결론을 제시함.	
방법 및 재료			
재료 및 방법	7	연구에 사용된 도구, 재료, 분석, 측정 등의 상세한 내용을 재현 가능할 정도로 신뢰롭게 기술함.	
절차	8	연구의 진행 절차들을 육하원칙에 따라 명료하게 기술함.	
통계 방법	9	결과수치들에 대한 통계적 분석방법을 목적과 내용별로 상세히 기술함.	
결과			
결과	10	연구 내용에 따라 필수적으로 요구되는 결과들을 명료하고 상세히 기술함.	
결과 분석	11	연구 목적을 위해 필요한 결과의 분석들이 명료하고도 상세하게 기술됨.	
고찰			
중요한 결과	12	연구를 통해 얻게 된 새롭고도 중요한 결과들을 기술함.	
해석	13	최근까지의 관련된 연구결과를 참고로 하여, 연구의 진행 과정 및 연구 결과의 의미를 기술함.	
일반화	14	본 연구결과의 일반화된 해석, 확장된 의미 및 응용 등을 기술함.	
제한점	15	연구 결과를 일반화시킴에 있어 연구 방법 및 재료, 연구 절차, 결과 해석에 있어서 개입될 가능성이 있는 비뚤림이나 오류에 대하여 기술함.	
요약	16	연구의 목표, 연구 방법, 중요한 결과 및 일반화된 해석을 요약하여 기술함.	
참고자료	17	투고규정을 준수하였으며, 연구를 이해하기에 충분할 만큼 기술됨.	
그림	18	필요한 그림들이 적절한 해상도와 파일형식으로 legend와 함께 기술됨.	
표	19	필요한 표들이 적절한 형식에 맞추어 충분한 내용과 함께 기술됨.	
Acknowledgement	20	연구비 지원기관, 연구과정에서의 도움에 대한 감사, 연구 참여자의 역할, 이해관계 등을 규정된 형식으로 기술함.	

* 연구의 종류나 방법에 따라 기술되는 내용의 종류가 달라질 수 있으며, 해당 논문집의 투고규정 (Instruction for Authors)에 맞추어 작성되어야 함.

Table 1-6. 연구의 기획을 위한 Planning Sheet의 작성 (실습양식-F)

항목	내용		확인
제목	-연구의 의의, 방법, 목적 등을 잘 표현하는 임시 제목		
중심 단어 (키워드)	-연구의 특성, 내용/대상, 의미 등을 규정하는 중요한 2~5개 단어들		
연구의 의의	-연구의 중요성, 필요성, 해당 연구 분야의 최근 동향 등 -연구의 의의와 결과의 활용 가능성을 포함하는 개괄적인 연구의 스토리 -새로운 가설(이론)의 제시? 새로운 자료의 발견? 이론의 증명과 일반화?		
중심 참고 자료	-관심 저널과 Key Article -연구의 기본 아이디어, 선행(현재) 연구, 스토리 전개, 논리 및 근거자료, 연구 도구/방법, 변인/통계분석/해석 방법 등에 관련된 5편 이상의 참고문헌		
연구 디자인	-통계적 모델 및 분석방법 -구체적인 연구 방법의 내용		
가설 및 결과 예측	가설 (목적)	-통계적 모델링이 가능한 수식 형태의 가설 -검증 가능한 가설	
	예측 결과 (목적 부합 정도)	-예측된 결과의 Figure/Table의 구체적 예시	
공동 연구자	-이름과 분야/역할 -1저자 및 교신저자와 관련된 Conflict of Interest		
연구비 등	-분야별 개략적 예산과 조달 방법 -Acknowledgement/감사의 글		
일정	연구 계획	-구체적인 완성 절차(흐름) 및 예상 날짜 -담당 내용별 연구자 및 상세한 일정	
	초안 완성	-본 연구의 50%~80%가 진행된 시점	
	저널결정	-저널 형식에 맞도록 형식 및 내용을 결정하는 시점	
	수정 (1st,2nd,3rd,..)	-회람(critical reading) 및 추가 연구를 통한 보충 -논리적 허점, 기술의 오류, 부족한 내용을 보완	
	투고/심사	-매회 1~3개월이 소요됨	
	Revision	-매회 1주~1개월이 소요됨	
	주의할 점	-시작 날짜 및 최종 데드라인을 미리 확인할 것. -예상치 못한 일에 사용할 시간까지 미리 고려할 것	

2. 임상연구 논문의 특징

2.1. 임상연구에서 고려할 것들

2.2. 임상연구 및 논문을 위한 가이드라인 (실습)

2.1. 임상연구에서 고려할 것들

[학습 노트]

임상연구는 다른 논문들과 어떤 점에서 차이가 있을까요?
일반적인 연구논문들에 대한 앞에서의 챕터들에서의 학습이 충분하였다면, 임상연구의 특수성에 관련된 추가적인 내용을 다음 과정을 통해 배우게 됩니다.

다음 슬라이드에는 아래와 같은 내용들이 설명되었습니다.
1. 임상연구에서 가장 중요한 내용은 무엇일까.
2. 임상연구에서 많이 사용되는 연구방법론은 무엇인가.
3. 임상연구 논문에서의 표준화된 가이드라인이란 무엇인가.

MEMO

2. Research Article for Clinical Studies

A. Considerations for Clinical Research

가. The clinical study is important, since ...

- It can be applied to the clinical settings DIRECTLY.
- It deals with the REAL clinical world.

나. The important things for the clinical study are ...

- Intervention (or hypothesis) to be tested.
- Biostatistics for the analysis.
- Ethics, Rules and Laws to be satisfied.

B. Ethics in Medical science

가. IEB/IRB (Institutional Ethics [Review] Board)

- 과학에 대한 윤리적 고민: Declaration of Helsinki
- 균형: Safety vs. Efficacy. Benefit vs. Danger. Gain vs. Pain
- 역할: Systematic monitoring with documents
- 기관: IRB, IACUC (Institutional Animal Care and Use Committee)

나. SOP (Standard Operating Procedure)

- 해당 임상연구가 진행되는 기관에 규정되어 있는, IRB 심사와 관련된 표준화된 집행 절차로, 각종 절차 및 서류 등이 포함됨.
- 참고: Good Clinical Practice(GCP), ICH, 식품의약품안전처(KFDA)

C. Reliability of the evidence in research

가. 연구는 가설을 검증해가는 과정이며, 100% 신뢰성은 존재하지 않음

나. 모든 연구는 한번에 한 문제씩, 한 단계씩 업그레이드 되면서 진행되는 것이 원칙임

다. 연구의 신뢰성은 하부→상부로 발전해가며, 20%→ 40%→ 60%→ 80%의 순서로 높아짐.

라. 모든 연구는, 탐색 연구를 토대로, 구조화된 연구를 통해 기전이 제시되고, 일반화 됨

마. 연구 결과의 신뢰성(≠중요성)은, case report →RCT →systematic review의 순서로 높아짐.

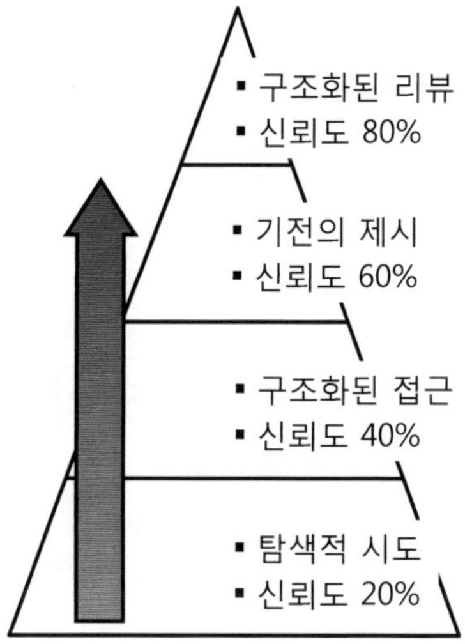

D. Case Series and RCT

- Case Series → Pilot RCT → Confirmatory RCT

가. Case Series

- The most important step to make lots of mistakes and learn from them. It provides interesting preliminary outcomes.

나. Pilot RCT

- Pilot RCT shows feasibility which can be used for the proof of concept, not prove efficacy.

다. Confirmatory RCT(s)

- This is a confirmative step for implementing clinical intervention which shows efficacy and safety.

E. RCT & Double-blind test

가. Randomized Controlled Trial (RCT)

– 피험자(subject)의 실험군과 대조군에 대한 할당(allocation)을 임의(random)로 진행하는 연구 방법.

나. Double Blind Test (이중맹검)

– 치료자 & 환자가 어떤 군에 해당하는지 모르게 하는 연구 방법.

– 편견(bias)이 개입될 가능성이 가장 낮다.

다. 장점과 단점

– 장점: 가장 믿을만한, 객관적인 결과를 제시한다.

– 단점: 경우에 따라서는 어렵거나 불가능하다. 획일화된 평균이다.

F. Evidence Based Medicine (EBM)

가. Evidecne-based **Medicine** (healthcare or practice)

나. "The conscientious, explicit and judicious use of current best evidence in making decisions about the care of individual patients (David Sackett, 1996)".

다. What is the Question??

- 좋은 질문은 좋은 정답을 찾는 첫 번째 단계.
- "특정 질환 & 환자에 대해 가장 좋은 치료법"을 찾는 것.

* EBM과 RCT에 대한 비판

; 획일적 치료가 아닌, 환자의 '상황'에 맞춘 care가 더 중요하다.

G. Standards for reporting clinical study

가. 일반적인 의학논문의 경우, Uniform Requirements for Manuscripts Submitted to Biomedical Journals: Writing and Editing for Biomedical Publications을 참고함.

나. 임상 논문의 질(quality)을 향상시키기 위해서, 논문에 반드시 포함될 내용들을 분야별로 제시하고, checklist 형태로 정리한 것.

- CONSORT : Randomized controlled trials in clinical studies
- PRISMA : Preferred reporting items for systematic reviews and meta-Analysis (previously, QUOROM)
- CARE: narrative format for case report
- STROBE : Observational studies in epidemiology
- STARD : Studies of diagnostic accuracy in medicine
- MOOSE : Meta-analyses of observational studies in epidemiology

G-1. CONSORT

가. CONSORT (Consolidated Standards of Reporting Trials)

- CONSORT는 RCT(randomized controlled trial) 보고의 질을 향상시키기 위한 Checklist와 순서도 및 이들의 설명으로 구성되어 있는데, 편의상 이 **체크리스트**와 **순서도**를 간단히 CONSORT 라고도 부른다.
- CONSORT의 목적은 RCT의 방법과 결과를 **명료하게 기술하도록** 하여, 논문을 쉽고 정확하게 이해할 수 있음을 목적으로 한다. 그러나 논문의 전문적 내용이나 문체, 논리 등은 관여하지 않는다.

나. STRICTA (STandards for Reporting Interventions in Controlled Trials of Acupuncture)

- It is the CONSORT for reporting Acupuncture study

G-2. CONSORT (순서도)

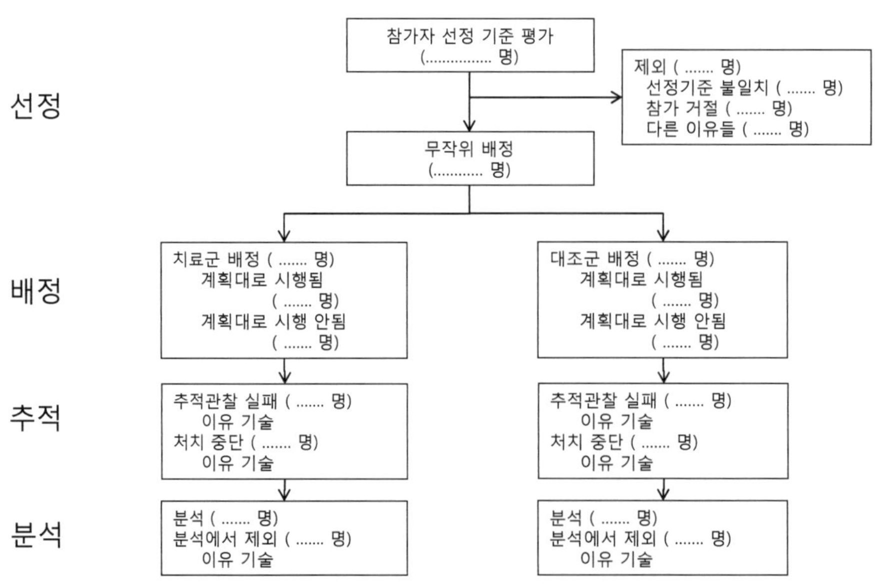

G-3. PRISM (순서도)

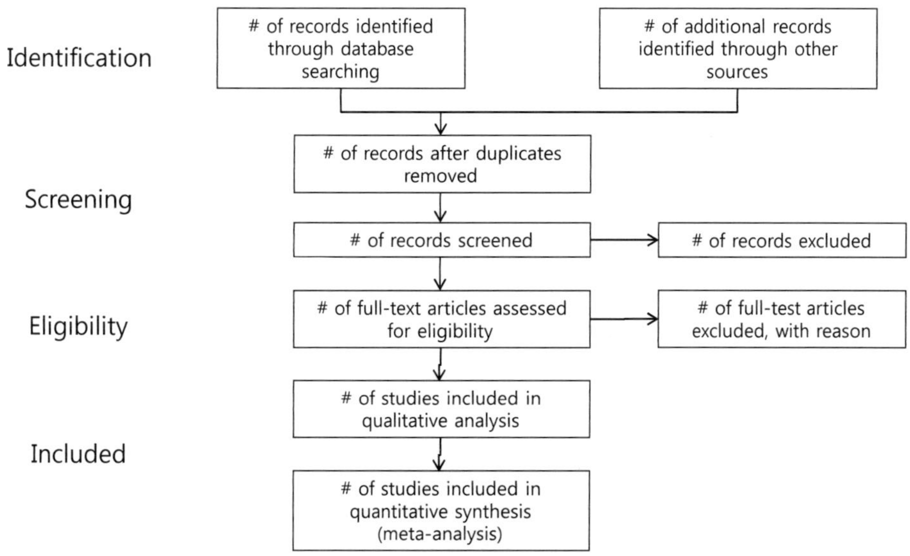
Identification
# of records identified through database searching
# of additional records identified through other sources
Screening
# of records after duplicates removed
# of records screened
# of records excluded
Eligibility
# of full-text articles assessed for eligibility
# of full-test articles excluded, with reason
Included
# of studies included in qualitative analysis
# of studies included in quantitative synthesis (meta-analysis)

2.2. 임상연구 및 논문을 위한 가이드라인 (실습)

[학습 노트]

임상연구의 진행 및 논문작성에 있어서는, 연구 방법이나 내용에 따라 논문의 작성을 위한 표준화된 가이드라인이 마련되어 있습니다. 이러한 가이드라인은, 내용의 질을 따지는 것이 아니라, 형식적으로 해당되는 내용이 적절히 포함되어 있기를 요구하고 있습니다. 이들을 충분히 이해하고 가이드라인에 맞추어 작성한다면 높은 quality를 유지할 수 있습니다.

준비된 실제 논문들을 대상으로 다음의 실습 양식들을 사용하여 직접 분석하고 평가하여 봄으로써, 표준화된 가이드라인을 이해하게 됩니다.

실습 양식별 학습 목표와 실습 방법은 아래와 같습니다.

1. IRB에 제출할 **임상연구계획서** (실습양식-G)
   ; 실제 IRB 서류를 분석하면서, 항목별로 어떻게 기술되어야 하는지 학습합니다.
   A. 소속 기관의 심의를 통과한 연구계획서 2편을 대상으로, 모든 항목들이 적절히 기술되었는지 분석합니다.
   B. 교수님(또는 워크샵 강사)에게 제출하고, feedback을 통해 오류를 수정합니다.

2. RCT를 위한 **CONSORT** (실습양식-H)
   ; 실제 RCT 논문을 분석하면서, 항목별로 어떻게 기술되어야 하는지 학습합니다.
   A. 관심 분야의 논문 2편을 대상으로, 항목별로 적절히 기술되었는지 분석합니다.
   B. 교수님(또는 워크샵 강사)에게 제출하고, feedback을 통해 오류를 수정합니다.

3. 관찰연구를 위한 **STROBE** (실습양식-I)
   ; 실제 관찰연구 논문을 분석하면서, 항목별로 어떻게 기술되어야 하는지 학습합니다.
   A. 관심 분야의 논문 2편을 대상으로, 항목별로 적절히 기술되었는지 분석합니다.
   B. 교수님(또는 워크샵 강사)에게 제출하고, feedback을 통해 오류를 수정합니다.

4. 체계적 고찰 및 메타분석을 위한 **PRISMA** (실습양식-J)
   ; 실제 논문들을 분석하면서, 항목별로 어떻게 기술되어야 하는지 학습합니다.
   A. 관심 분야의 논문 2편을 대상으로, 항목별로 적절히 기술되었는지 분석합니다.
   B. 교수님(또는 워크샵 강사)에게 제출하고, feedback을 통해 오류를 수정합니다.

5. Case Report를 위한 **CARE** (실습양식-K)

; 실제 논문들을 분석하면서, 항목별로 어떻게 기술되어야 하는지 학습합니다.

A. 관심 분야의 논문 2편을 대상으로, 항목별로 적절히 기술되었는지 분석합니다.

B. 교수님(또는 워크샵 강사)에게 제출하고, feedback을 통해 오류를 수정합니다.

Table 2-1. IRB에 제출할 임상연구계획서의 내용 (실습양식-G)

항목	번호	기술 내용	Y/N
연구명(영문)	1	연구의 명칭을 한글 및 영어로 기술함.	
연구기간	2	시작 날짜와 종료 날짜. 그리고 총 연구기간을 기술함.	
연구자		* 연구자의 이력서 및 증명서류를 첨부하여야 함.	
책임 연구자	3	연구자의 성명, 소속(직위) 및 연락처, 수행역할 및 자격사항을 기술함.	
공동 연구자	4	연구자의 성명, 소속(직위) 및 연락처, 수행역할 및 자격사항을 기술함.	
의약품 관리약사	5	관리자의 성명, 소속(직위) 및 연락처, 수행역할 및 자격사항을 기술함.	
의료기기(기구) 관리자	6	관리자의 성명, 소속(직위) 및 연락처, 수행역할 및 자격사항을 기술함.	
연구 장소 (기관)			
연구 장소	7	기관명, 대표자 성명, 주소, 연락처 등을 기술함. 필요한 경우 관련된 승인서류를 첨부함.	
연구 의뢰자			
연구 의뢰자 (sponsor)	8	기관명, 대표자 성명, 주소, 연락처 등을 기술함.	
연구 내용 요약			
연구 내용 요약	9	연구의 배경, 목적, 필요성, 연구 디자인, 연구 대상, 피험자, 연구 진행 방법, 결과 분석 방법, 예상되는 결과, 피험자 보호 등에 대하여 A4 용지 1-2장 정도로 간략히 요약하여 기술함.	
연구 배경 및 목적			
연구배경 (background)	10	연구하려는 주제에 대해서 과거의 연구 결과, 현재 연구 현황 및 연구의 필요성을 논리적으로 서술함. 연구 주제와 관련된 과거의 관련 동물 실험, 전 임상 연구, 임상 연구 또는 임상적 소견을 간결하고도 포괄적으로 기술하여, 연구자가 검증하고자 하는 가설이 도출된 논리가 상세히 기술되어야 하며, 배경에 대한 기술은 1장 내외로 작성함.	
연구목적 (specific aim)	11	연구하려는 내용을 간략하고 명쾌하게 기술하며, 검증하고자 하는 가설과 함께 이의 검증을 위해 사용하는 구체적인 연구 항목 등이 설명되어야 함.	
연구의 필요성 (reason for study)	12	연구 내용이 과거의 연구와 동일하지 않으며, 연구 내용/방법에 있어서 본 연구 계획서에서 제시하는 바와 같이 피험자를 사용하는 방안 이외에 다른 대안을 찾을 수 없는 이유를 기술함. 만약 과거의 연구와 동일하다면, 그럼에도 불구하고 수행되어야 하는 필요성에 대하여 기술함.	
연구 방법 **연구대상**			
연구대상의 특성	13	연구에 사용되는 의약품/기계의 일반명 및 상품명, 원재료, 성분, 제형, 형상, 제작법, 구조, 수치 등에 대한 정보를 상세하게 기술함. 필요시 식약청 등 관련 기관의 승인서류를 첨부함.	
연구대상에 대한 의학적 정보	14	연구대상에 대하여 알려진 각종 동물 실험, 전임상, 임상 연구, 임상 경험 등에 대하여 상술함. '임상시험 자료집'을 첨부함.	
연구대상의 안전성에 대한 정보	15	연구대상이 지니고 있는 신체적, 정신적, 사회적 또는 법적 위험성에 대한 상세한 정보, 예를 들어 예측할 수 있는 부작용, 금기 사항, 남용, 오염 혹은 감염 가능성, 약재/기기의 변질/손상 등에 대하여 상술하고, 이러한 위험성을 최소화할 수 있는 방법을 기술함.	
연구대상의 사용 방법	16	연구 대상의 사용 방법, 예를 들어 약물의 투여량, 투여경로, 투여기간, 보관법(QA 또는 QC), 조제법 혹은 의료 기기의 사용법, 관리 방법 등에 대하여 구체적으로 상세히 기술함.	

연구 피험자 (subject)		
대상 질환 및 대조군	17	연구에 있어서 특정 대상 질환과 이에 대한 특정 대조군(placebo 혹은 건강인 등)을 선정해야하는 논리적 근거 및 각 군의 특징을 기술함.
피험자의 포함 혹은 제외 (inclusion/exclusion)	18	연구에 있어서 예상 피험자를 포함 혹은 제외시키는 기준에 대하여 상세히 기술하며, 이와 함께 취약한 환경에 있는 피험자의 포함 여부 및 이들에 대한 안전성 확보 방법 등을 기술함.
최소 피험자수의 산정 (sample size calc.)	19	연구에 사용되는 피험자수의 산정 근거를 상술하며, 필요한 경우에는 통계 전문가의 의견서를 첨부함.
연구 피험자의 시험중지 혹은 탈락	20	연구에 있어서 연구 피험자를 '중지자' 혹은 '탈락자' (drop-out)로 분류할 경우의 기준 및 각 경우의 대응 방법을 상세히 기술함.
관찰항목		
관찰항목 (end point)	21	연구 과정에 있어서 연구 결과물로서 연구 결과의 분석에 사용되는 관찰/검사 항목의 필요성과 그 구체적인 측정 방법을 육하원칙에 따라 상세히 기술함. 필요시 '연구수행 일정표'와 '증례기록지(Clinical Report Form, CRF)'를 첨부함. 이와 함께 이러한 과정에서 환자가 겪을 수 있는 심리적, 신체적으로 불편한 상황 및 최소화하기 위한 방법에 대하여 상술함.
연구 디자인, 분석방법		
연구디자인, 분석방법 (design & analysis)	22	연구 디자인 및 연구 결과의 분석 방법에 대하여 논리적으로 기술함. 필요시 임상통계 전문가의 의견서를 첨부함.
피험자 보호(protection)		
예측할 수 있는 이상반응 혹은 위험 (Adverse Event)	23	연구과정에서 예상되는 각종 이상반응의 종류, 평가 기준, 보고 방법 등에 대하여 상세히 기술함. 이와 함께 환자들이 겪을 수 있는 각종 위험 상황에 대한 예방법, 대처 방안이나 대안을 기술함.
피험자 동의서, 피험자 설명서, 광고문안, 피험자 보상규약 등	24	연구에 사용되는 피험자 동의서(Informed consent), 피험자 설명서, 광고 문안, 피험자 보상 규약 등 피험자 모집에 사용하는 양식들을 육하원칙에 따라 일반인들이 쉽게 이해할 수 있도록 서술형으로 구체적으로 제시함. * 제출된 양식은 100% 완성된 것이어야 하며, 임의로 수정할 수 없음. 피험자 모집에 사용되는 동의서, 설명서, 보상 규약 등은 승인 기간이 포함된 본 위원회의 직인이 찍힌 양식만 사용가능함.
피험자의 이익	25	연구 과정에서 피험자가 얻을 수 있는 잠재적 혹은 명시적 이익에 대하여 상세히 기술함. 연구 참여를 통해 얻게 되는 물질적, 금전적 대가 등이 상세히 기술됨.
연구 이후에 대한 의학적 고려	26	연구 과정 혹은 이후에 발생할 수 있는 유휴 장애 및 연구에서 중지되거나 탈락된 피험자에게 필요할 수 있는 의학적 고려사항을 기술함.
비밀 보장 (confidentiality)	27	연구 과정 및 이후에 발생할 수 있는, 피험자의 익명성을 침해할 수 있는 경우와 이에 대한 예방책을 상세히 기술함.
이익의 상충 (Conflict Of Interest)	28	본 연구 과정에 있어서 연구에 참여하는 제반 주체, 예를 들어 연구자, 연구 수행 기관, 연구 의뢰 기관, 연구비 지원 기관 등이 지니고 있는 특수 관계, 예를 들어 주식 소유 등으로 인하여 명시적 혹은 잠재적 이익을 위하여 연구 과정 및 결과 분석에 있어서 범할 수 있는 편견(bias)이 예상된다면, 이를 기술함.
기타 피험자를 보호할 수 있는 사항	29	본 연구의 특수성으로 인해 발생할 수 있는 각종 위험과 피험자를 보호할 수 있는 방안에 대하여 상세히 기술함.
각종 서식		
각종 서식들	30	기타 연구계획서의 제출에 있어 함께 요구되는 각종 서식들

* 연구계획서 작성은, 해당 기관의 IRB SOP, 관련 규정 및 서식, KGCP 규정 등을 충분히 숙지한 다음 작성되어야 함. 본 check-list는 연구계획서의 일반적인 내용을 개괄적으로 설명하고 있음.

Table 2-2. CONSORT – RCT에 포함되어야 할 항목 (실습양식-H)

[http://www.consort-statement.org]

항목	번호	기술 내용	Y/N
제목 및 초록	1	참가자가 어떻게 치료군에 배당되었는가? (예: "임의 할당", "임의 추출", "무작위 배당" 등)	
서론			
배경	2	과학적 배경 및 근거 설명을 기술함.	
방법			
참가자	3	연구 참여 기준, 자료가 수집된 장소 및 환경을 기술함.	
처치	4	각 군에 의도된 처치를 자세히 설명. 언제, 어떻게, 해당 처치가 행하여졌는지 등을 기술함.	
목표	5	연구 목표와 가설에 대한 구체적이고 명료한 기술함.	
결과	6	일차, 이차 결과변수의 측정방법을 명료하게 기술하고, 측정의 질을 향상시킬 수 있는 방법(반복 측정, 평가자 및 참여자 교육 등)을 기술함.	
환자의 수	7	대상 환자의 수가 어떻게 결정되었는지 기술함. 가능하면 연구의 임시 분석이나 중단 기준도 설명함.	
무작위 배당			
배당의 순서	8	치료군과 대조군의 무작위 배당순서를 결정하는 방법과 함께 층화(stratification)이나 블록화(blocking) 등의 제한 방법을 기술함.	
배당의 눈가림	9	무작위 배당의 시행 방법(예, 숫자가 적힌 상자 또는 전화문의)을 기술함. 환자가 배당될때까지 소속 군을 비밀로 유지했는지 등을 명료히 기술함.	
배당의 실행	10	배당의 순서를 누가 결정하였는가, 참가자의 포함을 누가 포함시켰는지, 참가자의 군 배정을 누가 결정하는가 등을 기술함.	
맹검	11	참가자, 처치 제공자, 결과 분석자에게 배당된 소속군이 비밀로 유지되었는가. 유지되었을 경우 비밀유지 여부의 평가는 어떻게 이루어졌는가를 기술함.	
통계 방법	12	일차적 결과변수를 비교하기 위한 통계적 방법, 소규모 분석과 조정된 분석의 추가적인 분석방법을 기술함.	
결과			
참가자 흐름도	13	진행과정에서의 참가자에 대한 흐름을 도표로 표시할 것을 강력히 추천함. 구체적으로는 각 군의 무작위로 배당된 숫자, 계획된 처치를 시행 받은 숫자, 계획대로 연구를 끝마친 숫자, 일차 결과변수로 분석된 숫자를 명료히 기술함.	
모집	14	참가자 모집 기간과 추적관찰에 대하여 명료히 기술함.	
기준시점의 자료	15	연구 시작 시점에서의 각 군의 역학적, 임상적 특징을 기술함.	
분석된 숫자	16	결과 분석에 포함된 각 군의 참가자 숫자를 기술함. 분석이 치료 의도 원칙(ITT)에 의해 시행되었는지 여부를 기술함. 결과는 가능한 비율보다 정수로 기술함(예, 50%보다는 20명 중10명으로).	
결과의 추정치	17	일차, 이차 결과변수에 대하여 각 군의 결과치를 요약하고, 추정치 및 정확도를 기술함(예,95% 신뢰구간).	
부차적 분석	18	소그룹 분석, 보정 분석 등의 추가 분석 결과를 기술하며, 이들이 사전에 계획된 것인지의 여부도 기술함.	
부작용	19	각 군에서의 모든 중요한 부작용(AE)들을 기술함.	
고찰			
해석	20	연구 가설을 염두에 둔 결과의 해석. 편견의 개입 여지와 결과의 또 다른 해석이 가능한 지에 대한 기술함.	
일반화	21	연구 결과를 타 집단으로 일반화할 수 있는가에 대하여 기술함.	
전체적 근거	22	최근까지의 연구보고를 기준으로 본 연구결과의 일반화된 해석을 기술함.	

Table 2-3. STROBE – 관찰연구에 포함되어야 할 항목 (실습양식-I)

[http://www.strobe-statement.org]

Item	No	Recommendation	Y/N
Title and abstract	1	(a) Indicate the study's design with a commonly used term in the title or the abstract	
		(b) Provide in the abstract an informative and balanced summary of what was done and what was found	
Introduction			
Background /rationale	2	Explain the scientific background and rationale for the investigation being reported	
Objectives	3	State specific objectives, including any prespecified hypotheses	
Methods			
Study design	4	Present key elements of study design early in the paper	
Setting	5	Describe the setting, locations, and relevant dates, including periods of recruitment, exposure, follow-up, and data collection	
Participants	6	(a) **Cohort study** - Give the eligibility criteria, and the sources and methods of selection of participants. Describe methods of follow-up **Case-control study** - Give the eligibility criteria, and the sources and methods of case ascertainment and control selection. Give the rationale for the choice of cases and controls **Cross-sectional study** - Give the eligibility criteria, and the sources and methods of selection of participants	
		(b) **Cohort study** - For matched studies, give matching criteria and number of exposed and unexposed **Case-control study** - For matched studies, give matching criteria and the number of controls per case	
Variables	7	Clearly define all outcomes, exposures, predictors, potential confounders, and effect modifiers. Give diagnostic criteria, if applicable	
Data sources /measurement	8*	For each variable of interest, give sources of data and details of methods of assessment (measurement). Describe comparability of assessment methods if there is more than one group	
Bias	9	Describe any efforts to address potential sources of bias	
Study size	10	Explain how the study size was arrived at	
Quantitative variables	11	Explain how quantitative variables were handled in the analyses. If applicable, describe which groupings were chosen and why	
Statistical methods	12	(a) Describe all statistical methods, including those used to control for confounding	
		(b) Describe any methods used to examine subgroups and interactions	
		(c) Explain how missing data were addressed	
		(d) **Cohort study** - If applicable, explain how loss to follow-up was addressed **Case-control study** - If applicable, explain how matching of cases and controls was addressed **Cross-sectional study** - If applicable, describe analytical methods taking account of sampling strategy	
		(e) Describe any sensitivity analyses	

Results			
Participants	13*	(a) Report numbers of individuals at each stage of study - eg. numbers potentially eligible, examined for eligibility, confirmed eligible, included in the study, completing follow-up, and analysed	
		(b) Give reasons for non-participation at each stage	
		(c) Consider use of a flow diagram	
Descriptive data	14*	(a) Give characteristics of study participants (eg demographic, clinical, social) and information on exposures and potential confounders	
		(b) Indicate number of participants with missing data for each variable of interest	
		(c) **Cohort study** - Summarise follow-up time (eg, average and total amount)	
Outcome data	15*	**Cohort study** - Report numbers of outcome events or summary measures over time **Case-control study** - Report numbers in each exposure category, or summary measures of exposure **Cross-sectional study** - Report numbers of outcome events or summary measures	
Main results	16	(a) Give unadjusted estimates and, if applicable, confounder-adjusted estimates and their precision (eg, 95% confidence interval). Make clear which confounders were adjusted for and why they were included	
		(b) Report category boundaries when continuous variables were categorized	
		(c) If relevant, consider translating estimates of relative risk into absolute risk for a meaningful time period	
Other analyses	17	Report other analyses done - eg. analyses of subgroups and interactions, and sensitivity analyses	
Discussion			
Key results	18	Summarise key results with reference to study objectives	
Limitations	19	Discuss limitations of the study, taking into account sources of potential bias or imprecision. Discuss both direction and magnitude of any potential bias	
Interpretation	20	Give a cautious overall interpretation of results considering objectives, limitations, multiplicity of analyses, results from similar studies, and other relevant evidence	
Generalisability	21	Discuss the generalisability (external validity) of the study results	
Other information			
Funding	22	Give the source of funding and the role of the funders for the present study and, if applicable, for the original study on which the present article is based.	

* Give information separately for cases and controls in case-control studies and, if applicable, for exposed and unexposed groups in cohort and cross-sectional studies.

Note: An Explanation and Elaboration article discusses each checklist item and gives methodological background and published examples of transparent reporting. The STROBE checklist is best used in conjunction with this article (freely available on the Web sites of PLoS Medicine at http://www.plosmedicine.org/, Annals of Internal Medicine at http://www.annals.org/, and Epidemiology at http://www.epidem.com/). Information on the STROBE Initiative is available at www.strobe-statement.org.

Table 2-4. PRISMA – Systematic Review와 메타분석에 포함될 항목 (실습양식-J)

[Ann Intern Med: 2009;151:264-269]

Section/Topic	Item	Checklist Item	Y/N
Title	1	Identify the report as a systematic review, meta-analysis, or both.	
Abstract			
Structured summary	2	Provide a structured summary including, as applicable: background; objectives; data sources; study eligibility criteria, participants, and interventions; study appraisal and synthesis methods; results; limitations; conclusions and implications of key findings; systematic review registration number.	
Introduction			
Rationale	3	Describe the rationale for the review in the context of what is already known.	
Objectives	4	Provide an explicit statement of questions being addressed with reference to participants, interventions, comparisons, outcomes, and study design (PICOS).	
Methods			
Protocol and registration	5	Indicate if a review protocol exists, if and where it can be accessed (e.g., Web address), and, if available, provide registration information including registration number.	
Eligibility criteria	6	Specify study characteristics (e.g., PICOS, length of follow-up) and report characteristics (e.g., years considered, language, publication status) used as criteria for eligibility, giving rationale.	
Information source	7	Describe all information sources (e.g., databases with dates of coverage, contact with study authors to identify additional studies) in the search and date last searched.	
Search	8	Present full electronic search strategy for at least one database, including any limits used, such that it could be repeated.	
Study selection	9	State the process for selecting studies (i.e., screening, eligibility, included in systematic review, and, if applicable, included in the meta-analysis).	
Data collection process	10	Describe method of data extraction from reports (e.g., piloted forms, independently, in duplicate) and any processes for obtaining and confirming data from investigators.	
Data items	11	List and define all variables for which data were sought (e.g., PICOS, funding sources) and any assumptions and simplifications made.	
Risk of bias in individual studies	12	Describe methods used for assessing risk of bias of individual studies (including specification of whether this was done at the study or outcome level), and how this information is to be used in any data synthesis.	
Summary measures	13	State the principal summary measures (e.g., risk ratio, difference in means).	
Synthesis of results	14	Describe the methods of handling data and combining results of studies, if done, including measures of consistency (e.g., I2) for each meta-analysis.	
Risk of bias across studies	15	Specify any assessment of risk of bias that may affect the cumulative evidence (e.g., publication bias, selective reporting within studies).	
Additional analysis	16	Describe methods of additional analyses (e.g., sensitivity or subgroup analyses, meta-regression), if done, indicating which were pre-specified.	

Results			
Study selection	17	Give numbers of studies screened, assessed for eligibility, and included in the review, with reasons for exclusions at each stage, ideally with a flow diagram.	
Study characteristics	18	For each study, present characteristics for which data were extracted (e.g., study size, PICOS, follow-up period) and provide the citations.	
Risk of bias within studies	19	Present data on risk of bias of each study and, if available, any outcome-level assessment (see Item 12).	
Results of individual studies	20	For all outcomes considered (benefits or harms), present, for each study: (a) simple summary data for each intervention group and (b) effect estimates and confidence intervals, ideally with a forest plot.	
Synthesis of results	21	Present results of each meta-analysis done, including confidence intervals and measures of consistency.	
Risk of bias across studies	22	Present results of any assessment of risk of bias across studies (see Item 15).	
Additional analyses	23	Give results of additional analyses, if done (e.g., sensitivity or subgroup analyses, meta-regression [see Item 16]).	
Discussion			
Summary of evidence	24	Summarize the main findings including the strength of evidence for each main outcome; consider their relevance to key groups (e.g., health care providers, users, and policy makers).	
Limitations	25	Discuss limitations at study and outcome level (e.g., risk of bias), and at review level (e.g., incomplete retrieval of identified research, reporting bias).	
Conclusions	26	Provide a general interpretation of the results in the context of other evidence, and implications for future research.	
Funding			
Funding	27	Describe sources of funding for the systematic review and other support (e.g., supply of data); role of funders for the systematic review.	

Table 2-5. CARE – Case Report에 포함될 항목 (실습양식-K)

[Journal of Medical Case Reports 2013 7:223]

name	Item	Brief description
Title	1	The words "case report" (or "case study") should appear in the title along with phenomenon of greatest interest (eg, symptom, diagnosis, test, intervention)
Keywords	2	The key elements of this case in 2-5 words
Abstract	3	a) Introduction—What does this case add? b) Case Presentation: - The main symptoms of the patient - The main clinical findings - The main diagnoses and interventions - The main outcomes c) Conclusion—What were the main "take-away" lessons from this case?
Introduction	4	Brief background summary of this case referencing the relevant medical literature
Patient Information	5	a) Demographic information (eg, age, gender, ethnicity, occupation) b) Main symptoms of the patient (his or her chief complaints) c) Medical, family, and psychosocial history—including diet, lifestyle, and genetic information whenever possible, and details about relevant comorbidities including past interventions and their outcomes
Clinical Findings	6	Describe the relevant physical examination (PE) findings
Timeline	7	Depict important dates and times in this case (table or figure)
Diagnostic Assessment	8	a) Diagnostic methods (eg, PE, laboratory testing, imaging, questionnaires) b) Diagnostic challenges (eg, financial, language/cultural) c) Diagnostic reasoning including other diagnoses considered d) Prognostic characteristics (eg, staging) where applicable
Therapeutic Intervention	9	a) Types of intervention (eg, pharmacologic, surgical, preventive, self-care) - Administration of intervention (eg, dosage, strength, duration) - Changes in intervention (with rationale)
Follow-up and Outcomes	10	a) Summarize the clinical course of all follow-up visits including - Clinician and patient-assessed outcomes - Important follow-up test results (positive or negative) - Intervention adherence and tolerability (and how this was assessed) - Adverse and unanticipated events
Discussion	11	a) The strengths and limitations of the management of this case b) The relevant medical literature c) The rationale for conclusions (including assessments of cause and effect) d) The main "take-away" lessons of this case report
Patient Perspective	12	The patient should share his or her perspective or experience whenever possible
Informed Consent	13	Did the patient give informed consent? Please provide if requested

The Narrative: A case report tells a story in a narrative format that includes the presenting concerns, clinical findings, diagnoses, interventions, outcomes (including adverse events), and follow-up. The narrative should include a discussion of the rationale for any conclusions and any take-away messages.

3. 논문 작성을 위한 통계학

3.1. Design of Experiment / Statistical Consideration for Research

[학습 노트]

통계분석은 과학적 연구를 위한 가장 기본적인 연구도구로서, 기본적인 통계 개념과 기법은 연구를 기획하는 과정에서부터 필수적으로 알고 있어야 합니다. 일반적인 수준의 연구나 논문이라면, 연구의 목적, 내용 그리고 데이터의 종류에 따라 사용하는 통계 기법은 몇 가지로 자연스럽게 정해지므로, '객관식' 또는 '선택형' 접근을 사용할 수 있습니다.

다음 슬라이드를 통해서, 다음과 같은 내용이 설명되었습니다.

1. 통계와 관련되어 꼭 기억해야 할 내용들은 무엇일까.
2. 통계 기법의 구분과 특징은 무엇인가.
3. 통계 기법을 선택함에 있어서 기본적으로 알아야 하는 것은 무엇인가.
4. 통계 기법들의 특징과 사용목적은 무엇인가.
5. 통계에 있어서 중요한 개념들은 무엇인가.
6. 통계분석에 있어서의 주의할 점들은 무엇인가.

MEMO

3. Statistical considerations for Research

A. Design of Experiments (DOE) (1)

통계와 관련하여 꼭 기억해둘 격언들은,

- **GIGO** – Garbage In, Garbage Out (쓰레기(원판) 불변의 법칙)
- **KISS** – Keep It Short and Simple (작은 것이 아름답다)
- **Intuitive & Sexy Design** is the Key (예쁘면 모든 것이 용서된다)
- **One Shot, One Kill** (한번에 하나씩)
- **PS** – Planning with Statistical consideration (통계학적 사고방식)
- **Bridge over troubled water** (어려움을 극복하는 과정이 아름답다)

- (임상)연구에서, (내) 연구를 통계학자에게 설명하는 능력은 필수입니다.
- 통계는 '객관식'이며, '스토리'를 펼쳐나갈 '뼈대'를 만듭니다.

A. Design of Experiments (DOE) (2)

연구에 있어서 통계는,

1. **질문(question)**에 대한 답(answer)을 제공하는 것이 목적입니다.
   * **Q**uestion ➔ Scientific **H**ypothesis ➔ Statistical **M**odeling ➔ **A**nswer

2. 가설 (Hypothesis), 연구목적 (Specific Aims), 측정치 (End-point)에 포함됩니다.
   * 통계에 기반 가설, 분석 용이한 연구 디자인, 통계 분석을 고려한 측정결과 데이터 수집이 진행되어야 합니다.
   * Statistical Modeling is a mathematical equation predicts the response variables as a function of other variables.
   ex) $DV = 2*(IV_1+2*IV_2)/3$

A. Design of Experiments (DOE) (3)

통계 방법의 선택과 활용에서,

1. 좋은 스토리를 살리기 위해서는, 적절한 통계분석 결과가 필수적입니다.
2. 통계분석 방법의 선택은 '객관식'입니다.
   ← 기획단계에서 분석 목적과 사용 변수(데이터)의 특성이 먼저 결정되면, 사용할 수 있는 분석 기법은 2-3개로 자연스레 압축됩니다.
3. 데이터 수집이 끝나는 순간, 사용 가능한 통계분석 방법도 결정됩니다.
   ← 통계 분석의 목적과 방법에 따라 필요한 데이터의 특성이 달라지므로, 연구 기획 단계에서 반드시 미리 확인되어야 합니다.

* 스토리 및 연구목적의 결정 → 변수의 특성 결정→ 연구 데이터 측정 → 분석

B. Fictional novel vs. Scientific article

가. Fictional novel (소설)
- With Words
- Imagination (상상력)
- I love ●, and (but) ●.

나. Scientific article (연구 논문)
- With Numbers
- Logic (논리), Rationale
- 1 2 3 ● 5 6 7, 1 ● 3 ● 7 ● 9

- Common
  - Creativity, Story, Something Impressive

C. 의학 통계 기법의 구분 및 특징 (1)

* 생통계/의학 통계(Bio/Medical Statistics)
: '생의학적 연구(bio-medical study)'에 사용되는 연구 & 통계 종류

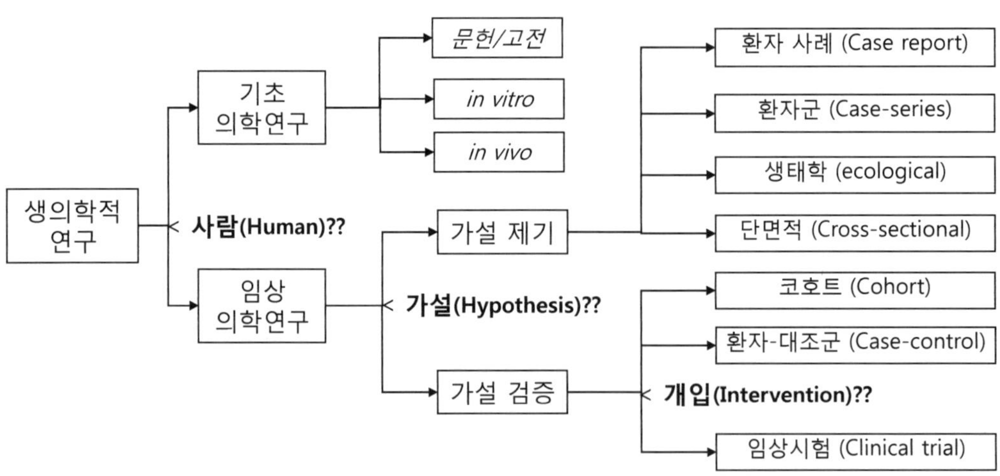

C. 의학 통계 기법의 구분 및 특징 (2)

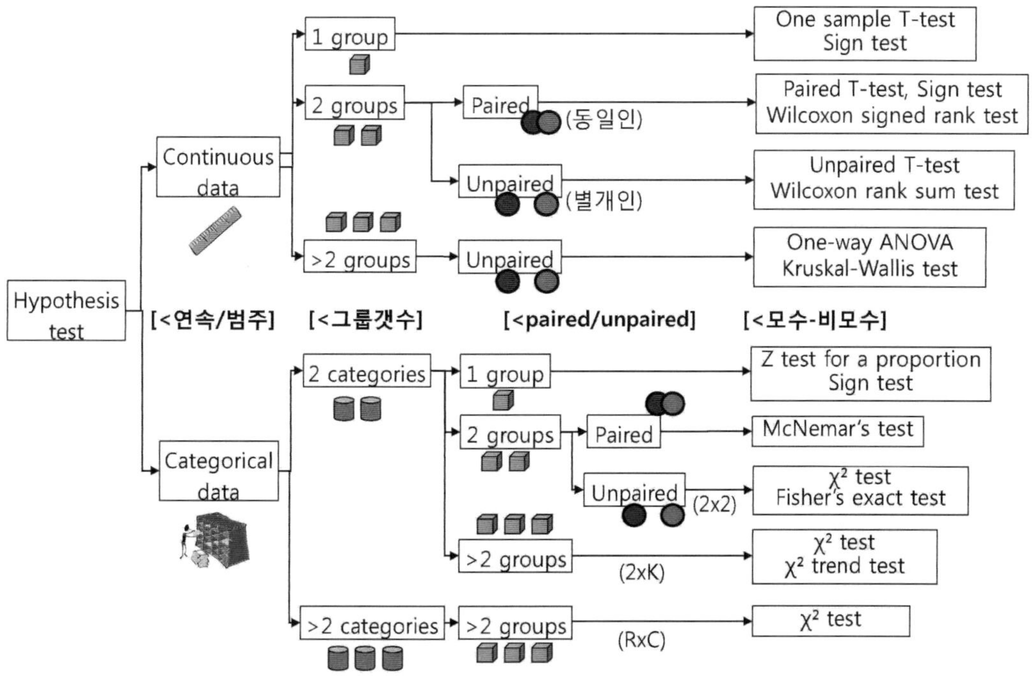

C. 의학 통계 기법의 구분 및 특징 (3)

	통계법의 특징과 사용 목적	변수의 특성	Nonparametric test
Cross-tabulation (χ^2 test)	분포 (비율)의 차이 2*2, 2*k, r*c	독립변수 (범주형) 종속변수 (범주형)	Fisher's exact test (2*2) Likelihood ratio test for trend (2*k) Cohen's kappa, McNemar's test
Paired T-test	한 그룹 전후간 평균의 차이	독립변수 (범주형) 종속변수 (연속형)	Wilcoxon signed rank test
Unpaired T-test	별도의 두 그룹간 평균의 차이		Man-Whitney U test
ANOVA	둘 이상 그룹간 평균의 차이 보수적(LSD<Duncan<Tukey<Scheffe)	독립변수 (>2, 범주형) 종속변수 (연속형)	Kruscal-Wallis test
ANCOVA	교란변수의 영향을 통제한 ANOVA	독립변수 (범주+연속) 종속변수 (연속형)	Friedman's 2-way ANOVA
Pearson's Correlation	선후관계 불명확한 변수간 상관성	독립변수 (연속형) 종속변수 (연속형)	Spearman's Correlation Kendall's tau
Regression analysis	인과관계 명확한 변수간 상관성/예측 (Y=aX+b)	독립변수 (연속형) 종속변수 (연속형)	
Factor analysis	변수간 상관성을 바탕으로 공통요인으로 묶는 분석		
Discriminate analysis	변수를 사용해서 몇 개의 집단으로 분류해내는 분석		
Profile analysis	그룹들 간의 프로파일이 서로 다름을 확인하는 분석 (예, 변증/체질 그룹간 특성들의 차이)		

C. 의학 통계 기법의 구분 및 특징 (4)

	독립 변수		종속 변수		공변수	다변량 분석 기법	다변량 분석의 목적 및 특성
	속성	개수	속성	개수			
집단간 차이 확인	불연속	1	연속	1	X	T-test, oneway-ANOVA	집단간 종속변수의 평균값이 다른가? 집단간 유의한 상호작용이 있는가?
	불연속	>2	연속	1	X	ANOVA (factor-, repeated-, mixed-)	
	불연속	1	(순위)	1	X	U-test, Kruskal-Wallis, Wlicoxon, Friedman	집단간 비모수(순위) 종속변수에서의 차이
	불연속	>2	연속	>2	X	MANOVA	집단간 차이를 최대화할 종속변수의 조합.
	불연속	>2	연속	>2	○	ANCOVA, MANCOVA	공변량의 효과를 확인.
관련성	연속	1	연속	1	X	상관분석 (이변량)	변수들간의 상관관계 정도를 분석. 종속변수를 가장 잘 예측할 독립변수들의 선형 결합을 확인.
	연속	>2	연속	1	X	다중 회귀분석	
	연속	>2	연속	1	○	위계적 다중 회귀분석	
	연속	>2	연속	>2	X	상관분석 (정준)	종속변수의 선형조합과 독립변수의 선형조합이 최대로 상관관계가 되도록 함.
	범주	>2	범주	1	X	로짓 선형분석 로지스틱 회귀분석	독립변수의 선형관계로 종속변수를 예측함
	범주	2	범주	1	X	카이자승검정	두 변수가 서로 독립적인가?
집단 분류	연속	>2	범주	1	○	군집분석, 판별분석	독립변수의 조합으로 집단 차이를 극대화
구조 (자료축소)	연속 (관찰)	>2	연속 (잠재)	>2	X	요인분석, 경로분석, 구조방정식모형	관찰변수간 선형관계로 잠재변수를 나타냄. 변수간 구조적 관계 검토.

D. Factors for choosing statistical methods

1. 목적 (purpose)

1.1. 차이 (Difference)

1.2. 관련성 (Correlation)

1.3. 예측 (Prediction)

1.4. 기타

2. 변수 (variable)

2.1. 변수간 인과성 (Cause and effect)

2.2. 변수간 상관성 (Relation among variables)

2.3. 변수의 특성 (Characteristics of variables)

2.4. 변수의 분포 (Parametric or non-parametric)

D. 1. 통계의 목적 (Purpose of the bio-stats)

D. 1.1. 차이 (Difference)

- 두 집단의 차이를 확인
- T-test는 두 집단간, ANOVA는 세 집단간 평균의 차이를 확인함.

D. 1.2. 관련성 (Correlation)

- 두 변수간에 관련성이 있는지 확인
- correlation은, 두 변수간에 '관련성'이 존재하는지를 확인한다.

D. 1.3. 예측 (Prediction)

- 한(또는 복수의) 변수를 사용하여 다른 변수의 값을 예측
- multiple regression은, X_1, X_2 ...을 사용하여 Y값을 예측한다.

D. 2.1. 변수간 인과성 (Cause and effect)

가. 독립변수 (Independent variable)

- 독립적인 변인 (원인, Cause)

나. 종속변수 (Dependant variable)

- 독립 변인에 의해서 변할 수 있는 변인 (결과, Effect)

다. 교란변수/공변수 (Confounding variable)

- 인과 관계를 교란시킬 수 있는 요소 (Noise, bias) : 성별/나이 등

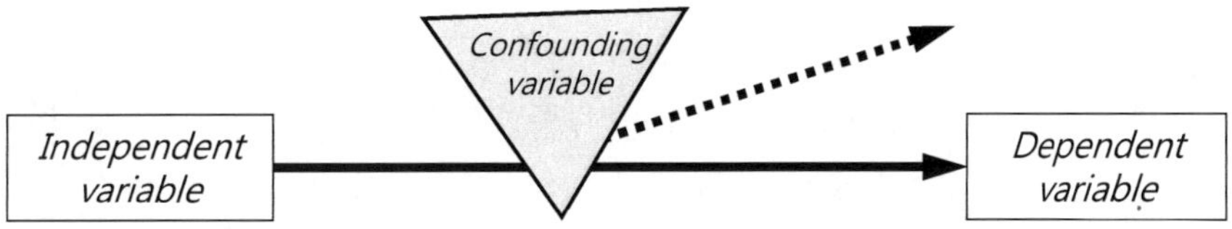

D. 2.2. 변수간 상관성 (Relation among variables)

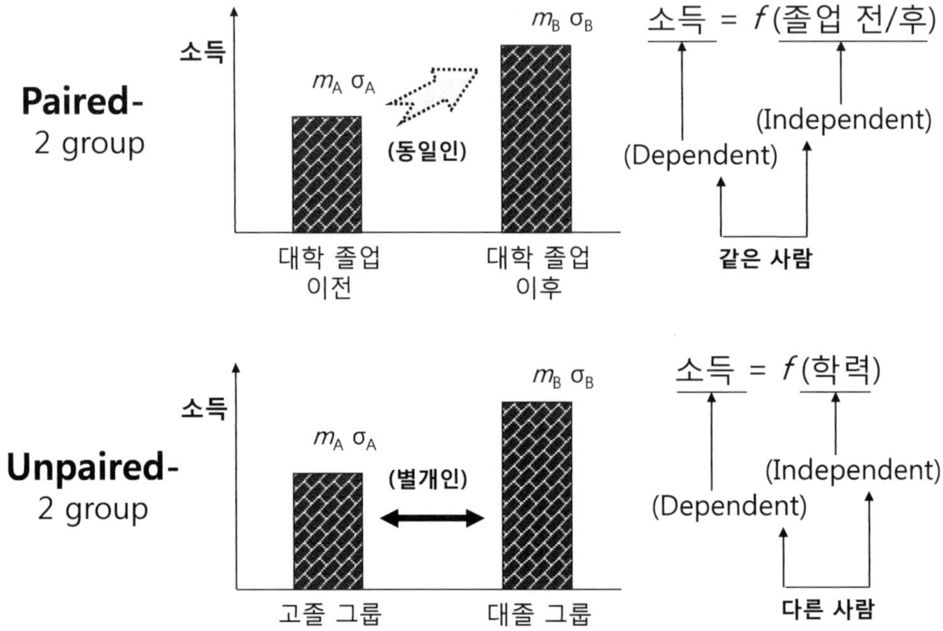

D. 2.3. 변수의 특성 (Characteristics of Variables)

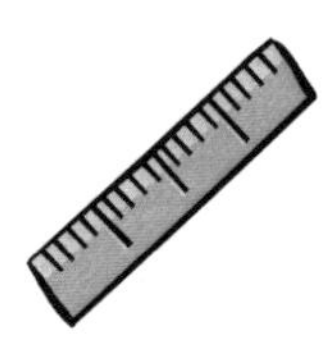

가. 연속형 변수 (Continuous Variable) - 연속분포

- <u>연속적인 변수, 가감(승제)가 가능한 변수</u>
- T-test, 상관/회귀분석 (연속형 종속변수)

1. 비율 척도 (Ratio scale): 12세, 13세 (혈압, 신장, 체중) [±×÷]
2. 간격 척도 (Interval scale): 20대, 30대 (온도, 1년) [±]

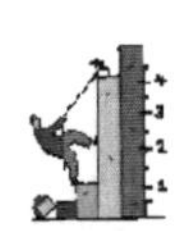

나. 범주형 변수 (Categorical Variable) - 이산분포

- <u>비연속적인 변수, 가감승제가 불가능한 변수</u>
- Chi-square, Logistic analysis (범주형 종속변수)

1. 순위 척도 (Ordinal scale): 상/중/하, 1기/2기/3기
2. 명칭 척도 (Nominal scale): 남/여, 완치/재발, 생/사

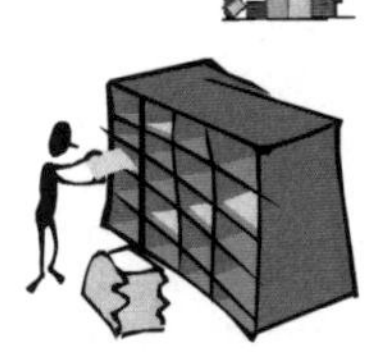

D. 2.4. 변수의 분포 (Parametric or Non-parametric)

가. **모수**적 검정법 (Parametric analysis)
- 정규분포를 이룰 때 사용한다.
1. 대부분의 연속변수 자료들
2. 콜모고로프-스미르노프 (Kolmogorov-Smirnov) 검정

나. **비모수**적 검정법 (Non-parametric analysis)
- 정규분포를 이루지 못할 때 사용한다.
1. 표본의 크기가 작은 경우 (대략 **30** 미만)
2. 분석 변수가 범주형인 경우 (순위척도[상/중/하],명칭[변증/체질])
3. 분포가 지나치게 편이되거나 분산이 달라, 정규 분포를 가정할 수 없는 경우

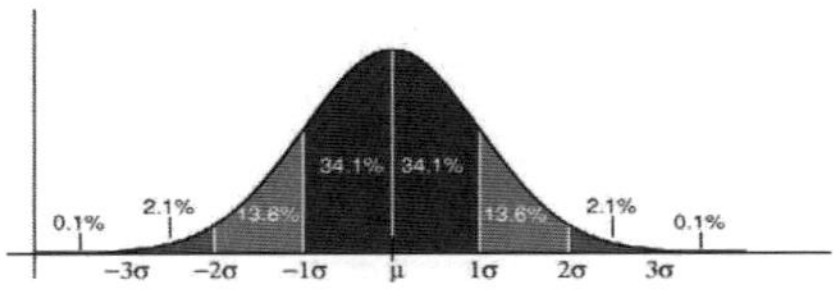

E. Statistical methods for Research

1. Observation study (관찰연구)
2. Clinical trial (임상연구)
3. Cross-tabulation (교차분석)
4. T-test (t 테스트)
5. ANOVA (분산분석)
6. Correlation (상관분석)
7. Regression (회귀분석)
8. Factor analysis (요인 분석)
9. Discriminant analysis (판별분석)
10. Survival analysis (생존분석)
11. Evidence Based Medicine (근거기반의학)
12. Meta-analysis (메타분석)
13. Profile analysis (프로파일 분석)

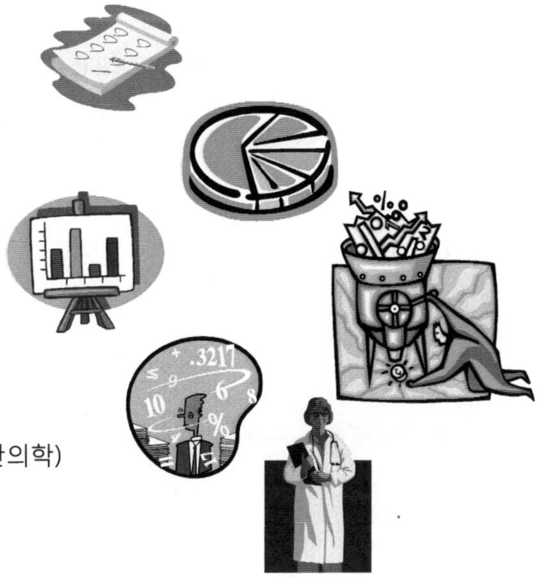

E. 1. Observation study (관찰연구)

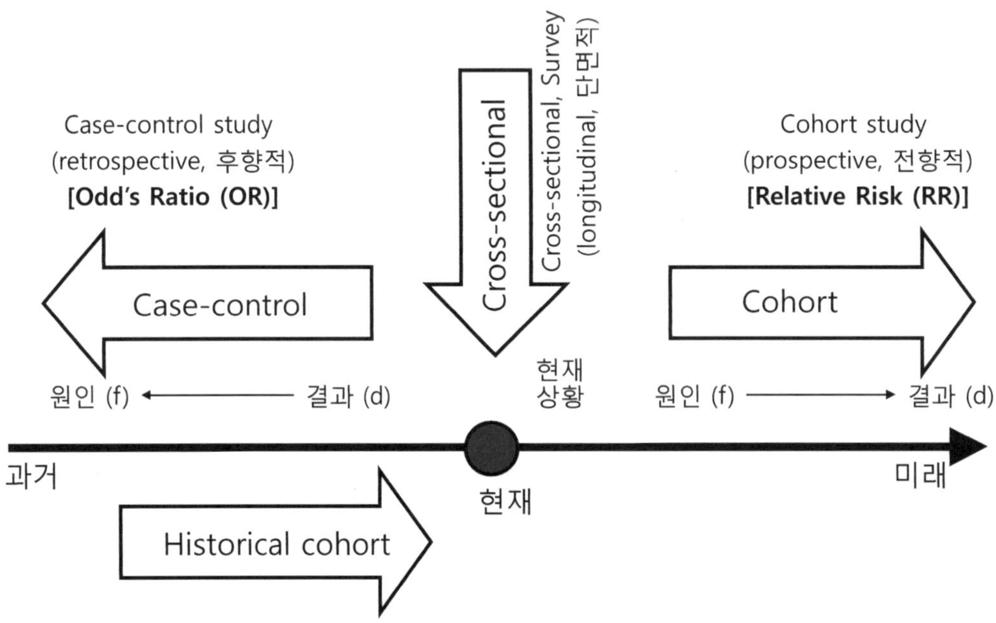

E. 2. Clinical trial (임상연구) (1)

1. 인간을 대상으로 치료(Intervention)의 유효성(우월성)을 평가함
2. Randomized Controlled Trial, Double Blind Test
3. Relative Risk (RR) = (a/(a+b))÷(c/(c+d))

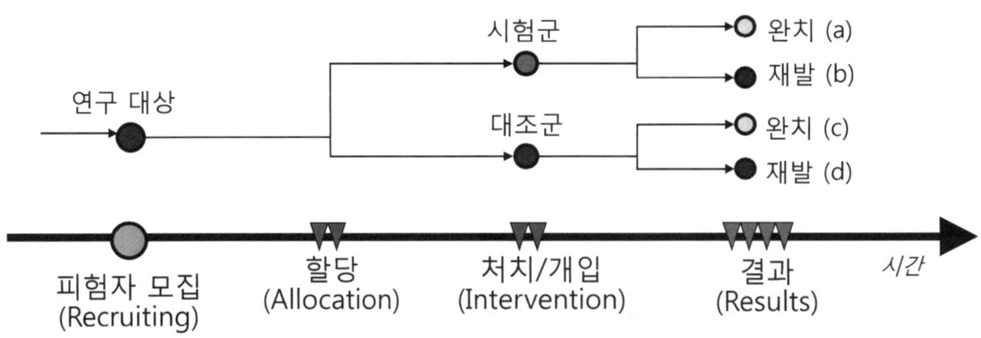

E. 2. Clinical trial (임상연구) (2)

*** Clinical trial 단계**

1. Phase I [Dose-finding (DF)]
   : A clinical trial designed to measure the distribution, metabolism, exertion, and toxicity of Investigative drug
2. Phase II [Safety and Efficacy (SE)]
   : A clinical trial design to test the feasibility of, and level of activity of, a new agent or procedure
3. Phase III [Comparative Treatment Efficacy (CTE)]
   : A clinical trial designed to estimate the relative efficacy of a treatment against a standard, alternative, or placebo
4. Phase IV [Expanded Safety (ES)]
   : A surveillance clinical trial designed to estimate the frequency of uncommon side effects, toxicity, or interactions

E. 2. Clinical trial (임상연구) (3)

Clinical trial

- 치료 (Intervention)의 유효성에 대한 평가 연구

* Non-inferiority or Superiority (우월성) test

- Statistical significant test $M_A\text{-}M_B \neq 0$ [RR≠1.0]
- Statistical superiority test $M_A\text{-}M_B > 0$ [RR >1.0]
- Clinical superiority test $M_A\text{-}M_B > d$ (meaningful diff.)

* NIH equivalence

$0.8 < \mu_A \div \mu_B < 1.25$

E. 3. Cross-tabulation analysis (교차분석)

* 비연속적(categorical) 변수들간의 통계적 관련성을 평가한다.

1. Two by Two (2×2)
   - Pearson's Chi-square test (모수적)
   - Chi-square test with Yates' continuity correction (비모수적)
   - Fisher's exact test (비모수적)

2. Two by K (2×k) [dose-response 확인]
   - Likelihood Ratio test for trend (logistic model)

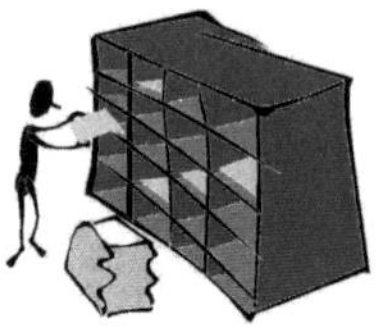

3. R (row) by C (column) (r×c)
   - 표본의 숫자를 늘리거나, 변수들을 묶어서 분석한다.

E. 3.1. Chi-square test (카이자승 검정)

1. Chi-square test (카이자승 검정)
   - 각 셀이 n≥5이며, 3개 이상의 범주에 사용한다.

   예) Categorical (소양인 25%, 태음인 50%, 소음인 20%) 분포 비교

2. Fisher's exact test (피셔의 정확 검정)
   - n≤5인 경우에 사용되는데, 대부분의 2x2에 사용한다.

   예) Dichotomous (남/녀)의 분포 차이를 비교

* Logistic model (로짓 모델) [Logit: log(p/(1-p))]
   - 비연속 변수의 regression이 가능하도록 만든 것이다.
   - log(p/(1-p))=aX+b의 모델을 적용하며,
     a, b는 maximum likelihood 법을 사용하여 구한다.

E. 3.2. OR (or RR)

1. Odd's Ratio (오드비) ← 환자-대조군 연구 (retrospective study)
   - * $o=p/(1-p)$
   - * *logistic model* $= \log (p/(1-p))$
2. Relative Risk (비교위험도) ← 코호트 연구 (prospective study)
   - risk with the factor to risk without the factor

OR or RR		Outcome	
		+	-
Exposure	+	a	b
	-	c	d

*** OR** → $\dfrac{a}{b} \Big/ \dfrac{c}{d}$ or $\dfrac{a \times d}{b \times c}$

*** RR** → $\dfrac{a}{(a+b)} \Big/ \dfrac{c}{(c+d)}$

E. 4. T-test (T 테스트)

- 작은 샘플 크기($n \leq 30$)를 가지는 동일 분산을 지닌 두개의 평균값을 비교하는데 사용되는 통계법이다.

* Independent T-test

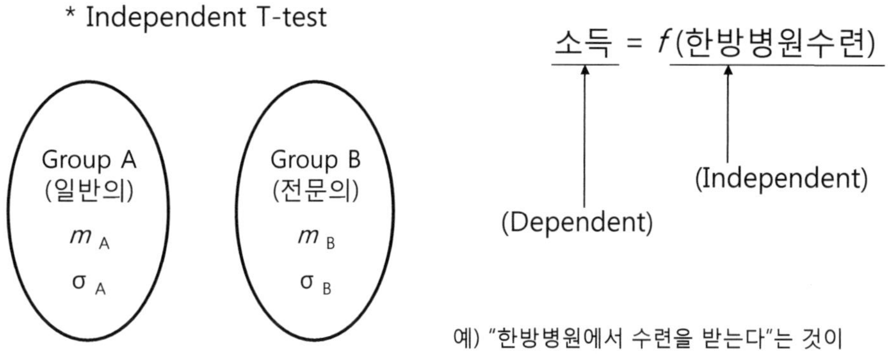

예) "한방병원에서 수련을 받는다"는 것이 소득에 차이를 만들게 되는지, 또는 "일반의와 전문의간에 소득 차이가 있는지"를 확인한다.

E. 4.1. paired T-test

* Paired T-test (대응표본 T 테스트)

- 독립적이지 않은 두 평균값을 비교하는데 사용되는 통계법이다.

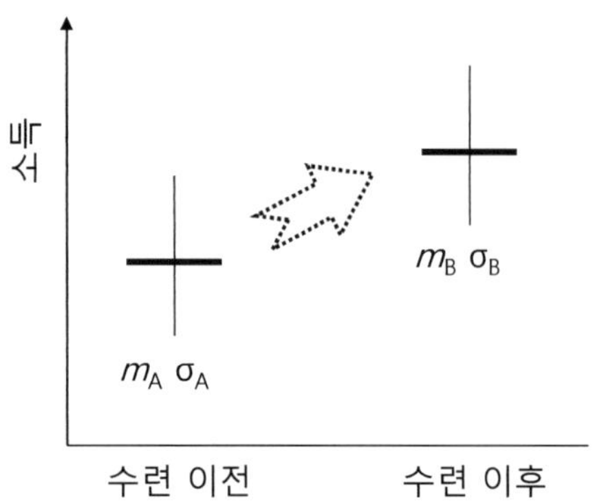

소득 = *f*(수련 전/후)

(Dependent) (Independent)

예) "한방병원에서 수련 받기 이전과 이후에 소득차이가 있다", 또는 "한방병원에서의 수련으로 소득 차이가 생기는지"를 확인한다.

E. 5. ANOVA (Analysis of Variance, 분산분석)

- 둘 혹은 세 그룹들간에 있어서 하나 혹은 여러 요인들 사이의 차이를 확인하며, 사후에 post-hoc analysis 시행한다.
- 상호 독립적인 각 그룹은 정규분포와 동일 분산을 가진다.

* F-ratio = (Var. between groups)/(Var. within groups)

소 득		병원 수련 전공		
		내과	침구과	체질과
성별	남	ⓐ	ⓑ	ⓒ
	여	ⓓ	ⓔ	ⓕ

(two-factors ➔ two-way)

소득 = *f*(과목, 성별)

① ② ; factors

x3 x2 ; factor level

(Dependent) (Independent)

예) "한방병원에서 선택한 전공 과목과 성별에 따라 소득에 차이가 있다", 또는 "전문의 과목과 성별에 따라 소득에 차이가 있는지"를 확인한다.

E. 5.1. Post-hoc analysis (사후 검정)

* Post-hoc analysis (사후 검정)
  - ANOVA 결과 유의한 차이가 있다고 할 때, 그 차이가 '어디'에 있는지 확인하는 통계법이다.
  - LSD<Duncan<Tukey (더 보수적임), Bonferroni

소 득		병원 수련 전공		
		내과	침구과	체질과
성별	남	ⓐ	ⓑ	ⓒ
	여	ⓓ	ⓔ	ⓕ

예) "한방병원에서 선택한 전공 과목과 성별에 따라 소득에 차이가 있다", 또는 "전문의 과목과 성별에 따라 소득에 차이가 있는지"를 확인하였다.

그러면, 어떠한 부분에서 차이가 있는지, 콕 찍어 알고 싶다. 예를 들어, "차이는 00과와 00과간에 있었다" 또는 "남-여간에 차이가 있다"라는 결론을 보여준다.

E. 5.2. Repeated Measure ANOVA (반복측정 분산분석)

- ANOVA & "시간적 변화"

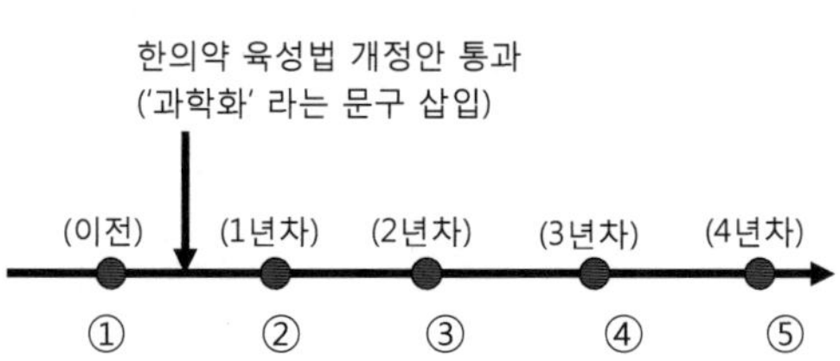

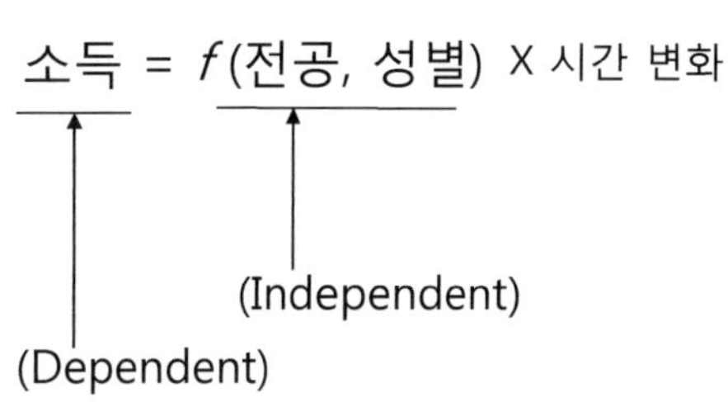

소 득		병원 수련 전공		
		내과	침구과	체질
성별	남	ⓐ	ⓑ	ⓒ
	여	ⓓ	ⓔ	ⓕ

예) "한방병원에서 선택한 전공 과목과 성별에 따라 소득에 차이가 있다", 또는 "전문의 과목과 성별에 따라 소득에 차이가 있는지"를 확인하였다.

여기에, '한의약육성법'의 통과 이후에, 시간에 따라 변화가 발생하는지를 추가하여 확인한다.

E. 6. Correlation (상관분석)

- 선후관계가 불분명한 두 변수 (모두 양적 변수 & 정규분포) 간의 상관성을 정량화하는 분석방법.
    * Pearson's correlation coefficient (모수적 상관분석)
    * Spearman correlation (비모수적 상관분석)

Scatter diagram

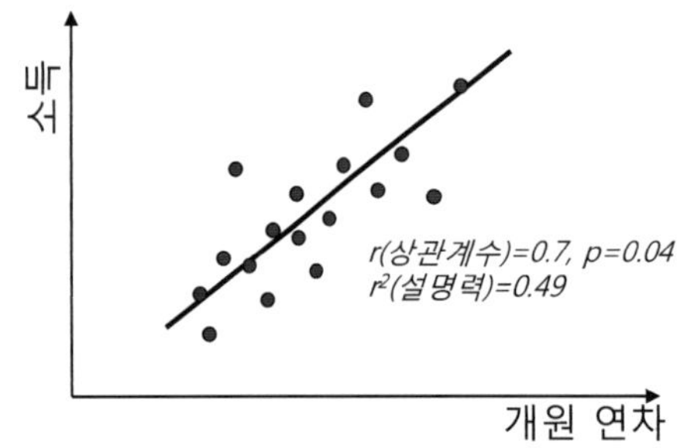

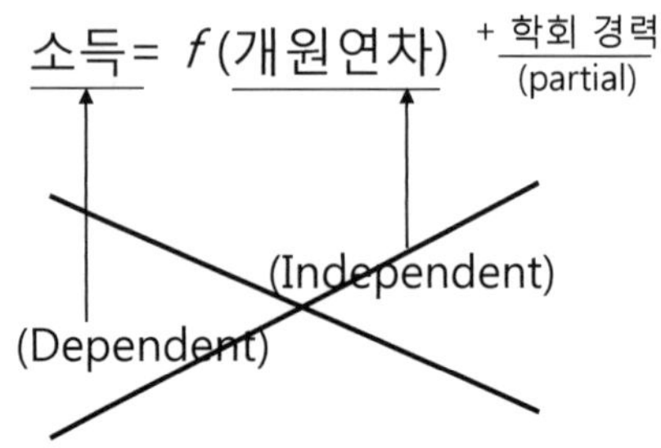

예) "개원 연차와 소득 사이에 관련성이 있는지 또는 어느 정도인지"를 확인한다.

E. 7. Regression (회귀분석)

- 독립변수(원인/선)에 대한 종속변수(결과/후)의 관계를 정량화
    - 모형의 추론, 모형의 적합도 검사, 모형의 검토의 단계로 구성된다.
    - Simple linear regression or Multiple regression analysis

* Least square method (최소제곱법); 거리의 제곱의 합이 최소

Scatter diagram

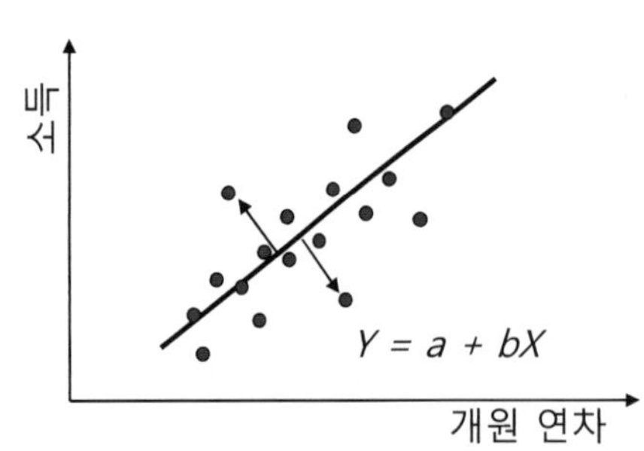

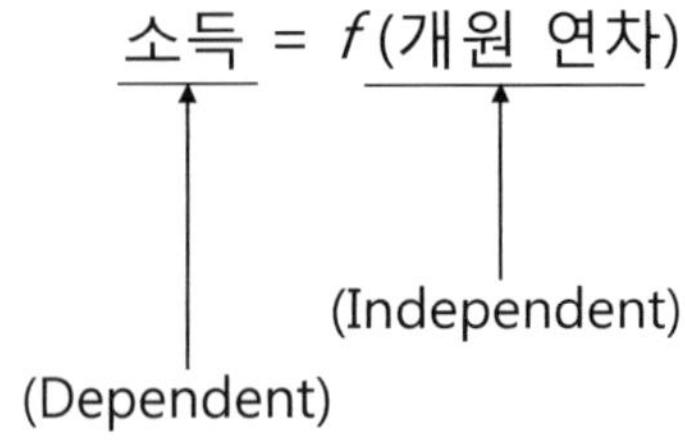

예) "개원 연차를 가지고 소득이 얼마일지 **예측**", 또는 "개원 연차만 가지고 소득을 **추정**" 한다.

E. 7.1. Multiple linear regression (다중 회귀 분석)

- 회귀분석 중에서 독립변수가 두가지 이상인 경우로,

  $Y = a + b_1X_1 + b_2X_2 + b_3X_3 + ...$ 로 표현된다.

  예) 소득 = b_1*개원연차+b_2*지역+b_3*전공

- Model selection (독립변수의 선정)이 매우 중요하며,

  통계적 개념과 의학 지식 및 예술적 감각이 함께 요구된다.

  1. <u>선험적/직관적 방법</u>: 임상적으로 꼭 필요한 것을 넣는다.
  2. <u>통계적 방법</u>: 모든 변수를 포함 하는 입력(enter) 방식,

     F-값이 큰 변수를 하나씩 선택하는 단계적 선택

     (stepwise selection) 방식 등을 주로 사용함.

* Dummy variable

: 회귀분석에서 범주형 변수(체질,변증)를 사용할 경우에 사용함.

E. 7.2. Multivariate linear logistic regression

* Multivariate linear logistic regression analysis

(선형 로지스틱 모델을 이용한 다변량 회귀분석법)

- 역학연구 및 범주형 자료의 분석에서 기본 개념으로 사용됨.
- 비선형 및 연속형 데이터도 처리가능하며, 다수의 독립변수의 복합작용(joint effect)을 개개 위험도(RR)로 표현할 수 있음.
- 독립변수의 변환이 자유롭고, 관찰수가 작은 층에서도 [요인-질병]간의 관계를 양적으로 표시해줄 수 있음.
- 단순하고 직관적 결과 제시함: [OR=1.6, CI=0.98-2.63]

예) 대사증후군 = b_1*사상체질+b_2*성별+b_3*연령

E. 8. Factor analysis (요인분석)

- 변수간 상관관계를 기초로 변수보다 적은 숫자의 공통적 요인 (factor)으로 묶어내는 통계 방법임.

예)요인분석과 회귀분석의 비교

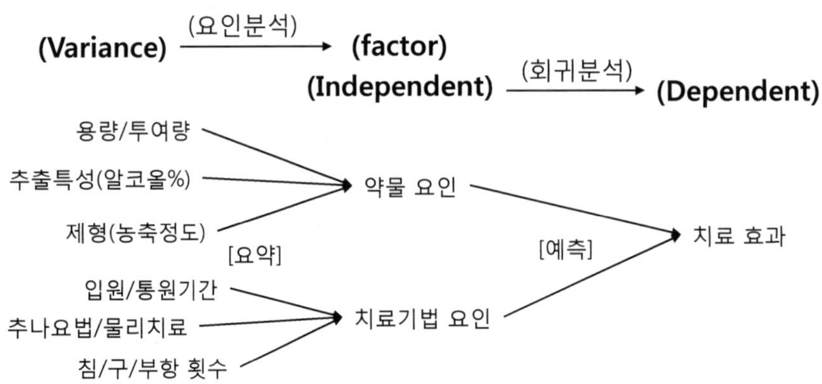

E. 9. Discriminate analysis (판별분석)

- 변수들을 사용하여, 미리 정해놓은 몇 개의 집단(group)으로 분류해낸다. 각 변수들의 영향력과 모델의 예측력을 제시함.

(Independent variable) $\xrightarrow[\text{Variable } (\beta \text{ \& } t),\ \text{Model } (R^2 \text{ \& } F)]{D = aV_1+bV_2+cV_3+dV_4+eV_5+f}$ **(Group variable)**

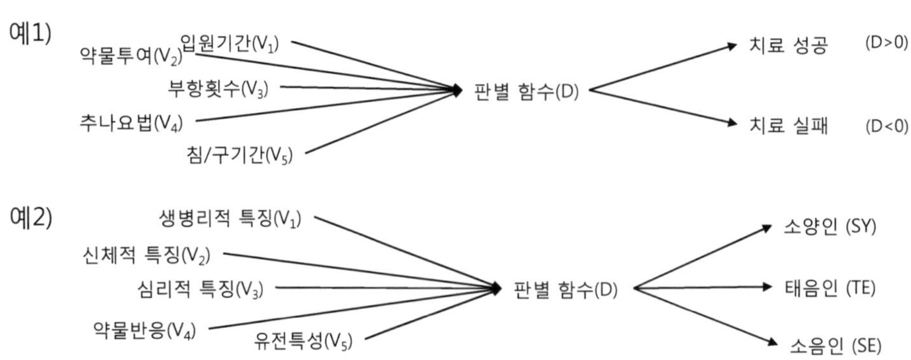

E. 10. Survival analysis (생존분석)

- 일정 시점까지의 사건(사망 등)의 발생 여부를 분석한다.
    - 관찰의 개시: (ITT의 경우) 할당된 날을 시점으로 한다.
    - 생존률의 제시: 누적 생존률(ROC)과 95%CI을 통계값으로 제시함.
    - sample size의 계산에는 effect size와 hazard ratio가 필요함.

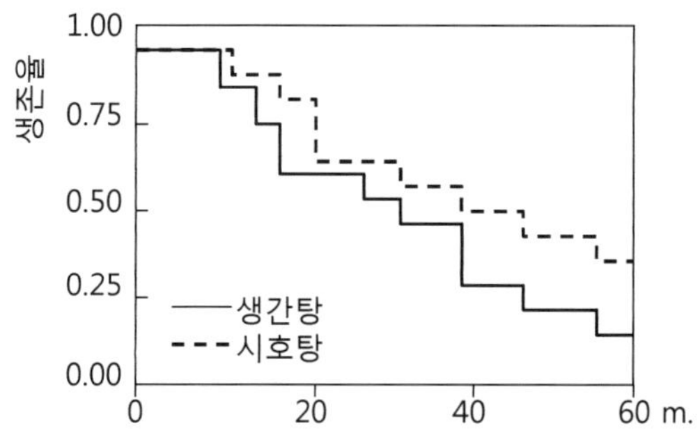

예) 한약처방에 의한 간암치료 효과비교.
Figure 1. 부산대 한방병원에 내원한 간암 환자를 대상으로 한 항암 치료에 있어서, 환자들을 두개의 그룹으로 나누어 각각 소시호탕(실선)과 생간건비탕(점선)을 투여했을 경우의 5년 (60개월) 생존율 그래프.입니다.

E. 11. Evidence-based medicine: Decision analysis

* Evidence-Based Medicine (증거 기반 의학, EBM)
    - 개개 환자 치료에 최선&최신의 의학 지식을 활용하는 것.

1. 체계적 분석(Systemic review)과 종합 추정치(Pooled estimate)
    : Cochrane library (CDRS, DAEE, CCTR, CRMD etc.)를 사용
2. decision analysis (결과 분석)
3. MEDLINE (연구 데이터베이스)
4. NNT (APR)
5. RCT and Meta-analysis.

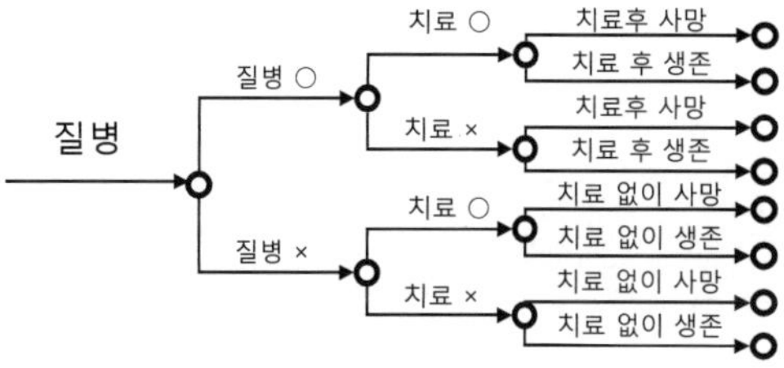

결정도 (Decision tree)

E. 11. Evidence-based medicine: Decision analysis

1. NNT (Numbers needed to treat)
   - 1명의 환자에서 치료 효과를 얻기 위해 치료 할 환자의 수 (1/APR).
   - APR (absolute risk reduction) = (c/c+d)-(a/a+b)

   예) 치료군의 사망률이 12.2%, placebo군의 사망률이 14.4%이면,
   APR은 2.2%(14.4-12.2)이며, NNT는 46(45.5=1/0.022)가 된다.

2. Randomized Controlled Trial (RCT)

3. 95CI of OR(Ψ)
   - 95CI of OR : 95% 확신을 가질 수 있는 Odd's Ratio의 범위
   - Logit model : [eΨ ± 1.96* $SE_{ln\Psi}$]

     예) OR=1.6, 95CI=[0.98-2.63]

E. 12. Meta-analysis (메타분석)

- 기존 연구들의 결과를 통합, 분석하여 보다 일반적인 결론을 추론하는 분석법으로, 치료법의 유효성 판정에 활발히 사용됨.
- 유효 크기, 분산 추정, 가중치 및 95%CI의 개념을 활용한다.

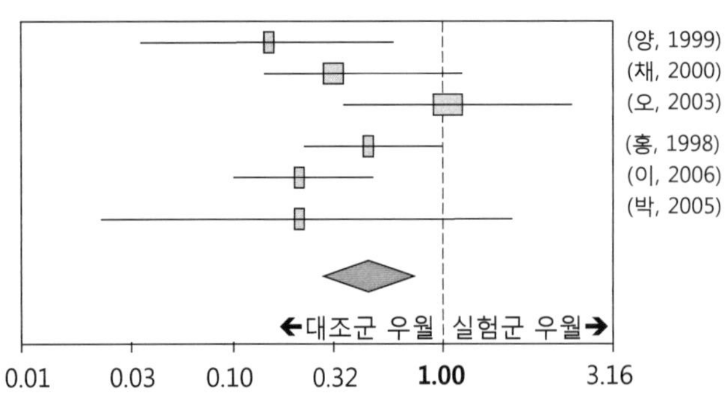

예) 한약처방에 의한 치료 요약

Figure 1. 악성빈혈의 치료에 대한 사물탕 (실험군)의 치료 효과를 보혈탕(대조군)과 비교 분석한 것입니다.
(다이아몬드는 OR와 95CI를 표시한 것입니다. 사각형의 크기는 본 연구 전체의 분산과 비례합니다)

E. 13. Profile analysis (프로파일 분석)

- 그룹들간의 데이터 프로파일이 서로 다른가를 확인함에 사용함.
- ANOVA(T-test)가 단일 변수에서의 그룹간 차이를 비교한다면, 프로파일 분석은 여러 변수로 이루어진 프로파일에서의 그룹간 차이를 비교함.
- Profile 분석은 辨證(pattern identification)분석에 유용함.

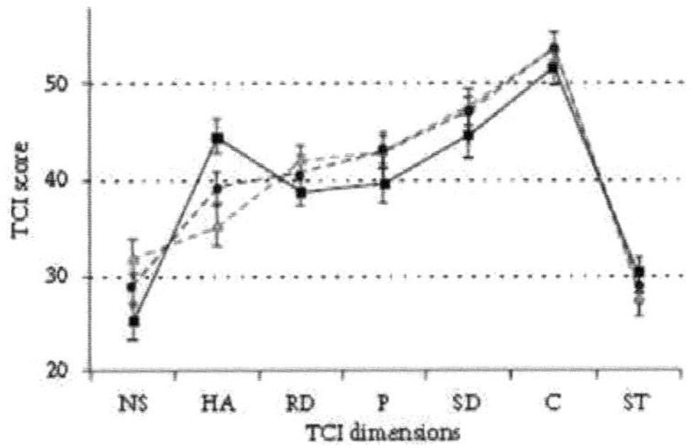

예) 사상체질 그룹들간의 TCI 특성의 비교

Fig 1. TCI dimension score profile of Sasang types.
The TCI score profile of the So-Yang, Tae-Eum and So-Eum types were significantly different (flatness with Greenhouse-Geisser test, df=2.519, F=33.4, P<.001; parallelism with Greenhouse-Geisser correction, df=5.038, F=3.546, P=.004).

F. 통계에서의 기본 개념들 (1)

1. 가설 ➔ 수식 !!!
   - 예) A>B, A<B, A=B, A≠B, ((A/2)+(B/2))=C

   A. 대립 가설(H_1, Alternative hypothesis)

   ; 연구자가 주장하는, 새로운, 직접적인 검정이 불가능한 연구 주장.

   B. 귀무 가설(H_0, Null hypothesis)

   ; 통계적 검정의 대상이 되는, 직접적인 검정의 대상이 되는 가설.

4. Normal distribution (정규분포, N(m, σ^2))

표준 정규 분포 = 평균(μ)은 0, 표준편차(σ)는 1

5. Mean (μ or x, 평균) Mean (m) = $(\Sigma X_i)/n$
6. SD (σ or s, 표준편차) SD = $\sqrt{(\Sigma(X_i-x))^2/(n-1)}$
7. SEM (표준오차) SEM = $\sigma/\sqrt{n}$

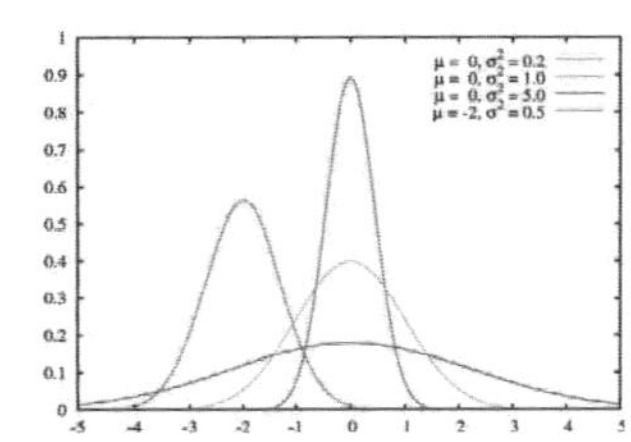

F. 통계에서의 기본 개념들 (2)

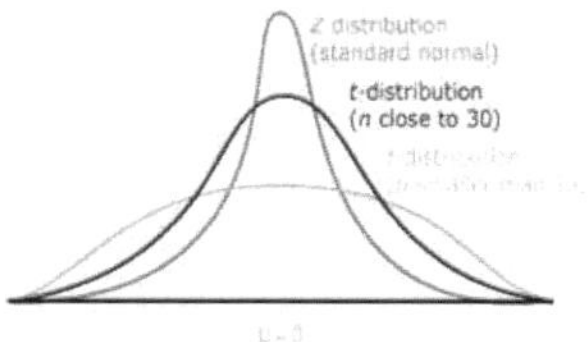

1. T-distribution (T-test)
   - 평균이 μ으로 예상될 때의 샘플이 $x_1, \ldots, x_n$ 이면, 평균과 표준편차, t-value는 다음과 같다.

$$\bar{x} = \frac{x_1 + \cdots + x_n}{n}$$

$$s^2 = \frac{1}{n-1}\sum_{i=1}^{n}(x_i - \bar{x})^2 \qquad t = \frac{\bar{x} - \mu}{s/\sqrt{n}}.$$

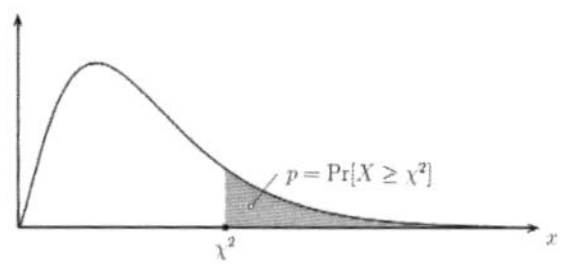

2. X²-distribution (Chi-square test)
   - X²검정은, 실제로 관찰된 값과 결과로 기대되는 값 사이의 차이를 찾는 경우에 사용함.

$$X^2 = \sum \frac{(\text{observed - expected})^2}{\text{expected}}$$

3. F-test (ANOVA)
   - 분산 비교로 얻은 분포비율을 이용해서, 집단간의 모집단 분산과 평균의 차이를 확인.

$$F = \frac{\text{variance between treatments}}{\text{variance within treatments}}$$

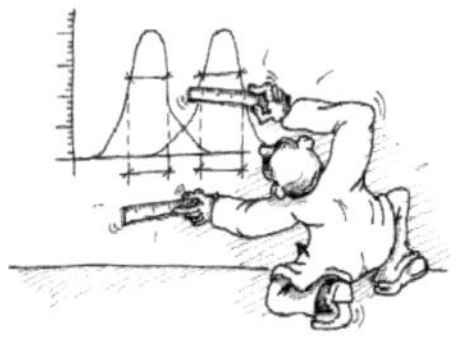

F. 통계에서의 기본 개념들 (3)

1. p-value (통계적 유의값)
   1. 귀무가설(H_0) vs. 대립가설(H_1)
   2. [p<.05 ➔ 귀무**가설**(H_0) **기각**]
   3. 정성적 평가

2. Confidence Interval (신뢰구간)
   1. (임상적) 모수의 **추정**
   2. 95% CI (95% 신뢰**구간**)
      - [M-1.96*SE, M+1.96*SE]
   3. 정성적 평가 + 정량적 평가

F. 통계에서의 기본 개념들 (4)

ID	measure	group
1	1014	1 (일반인)
2	684	1
3	810	1
4	990	1
5	840	1
6	978	1
7	1002	1
8	1110	1
9	864	2 (환자)
10	636	2
11	638	2
12	708	2
13	786	2
14	600	2
15	1320	2
16	750	2
17	594	2
18	750	2

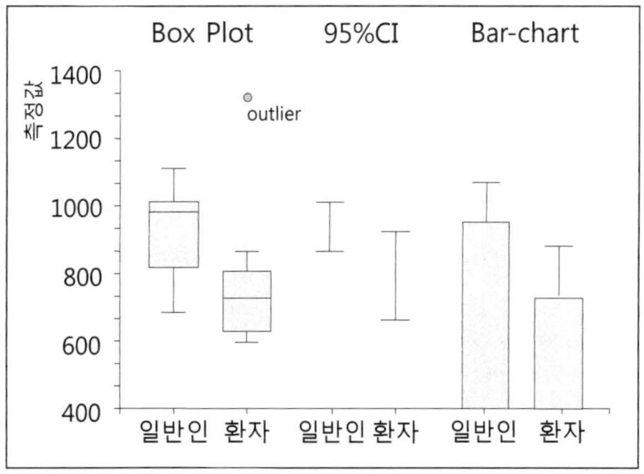

질병 유무	n	mean	SD	SEM	1.96*SE	[95%CI]
일반인	8	928.5	138.1	48.8	95.7	[832.8, 1024.2]
환자	10	764.6	213.8	67.6	132.5	[632.1, 897.1]

G. 1. Error and Statistical power

* 통계에서의 오류

		실제 현실	
		Yes	No
검사 결과	Yes	○	**α-error**
	No	**ß-error**	○

- α-error (false positive, Type I error),
- β-error (false negative, Type II error)

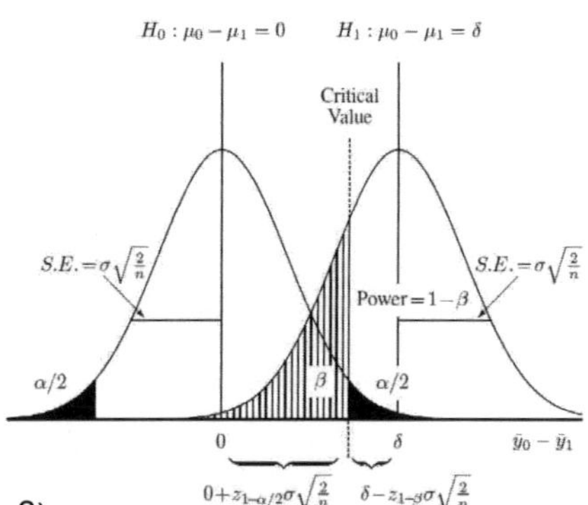

A. 통계의 검증력 ; Statistical Power (=1- β)
B. 통상적으로 허용되는 오류의 범위; p<.05, power=80%

G. 2. Sample Size Calculation (1)

1. Sample size calculation
   - 윤리적 & 과학적 연구에서 의미 있는 샘플의 크기(n)를 계산
2. Effect Size (δ, 델타, 유효크기)
   - Effect size = 두 평균 사이의 차이 = m_1-m_2
   - **S**tandardized **E**ffect **S**ize (**SES**) = (m_1-m_2)/σ [ex) 0.25, 0.75, 1.25]
3. Lehr's formula for sample size calculation (각 그룹별 n 계산)
   A. n=16/SES^2 ($p<.05$, power=80%), [if, power 90% →16 대신 21]
   B. Independent T-test; **SES**= (m_1-m_2)/σ
   C. Paired T-test; **SES**= 2*(m_1-m_2)/σ
   D. χ^2 test; **SES**= $(p_1-p_2)/\sqrt{\bar{p}(1-\bar{p})}$, $\bar{p}=(p_1-p_2)/2$
4. Loss of follow up N′ = n*100/(100-r), [r=탈락율(%)]

G. 2. Sample Size Calculation (2)

5. Independent T-test
   - 고혈압 환자에서 방풍통성산이 17mmHg를, 귀비탕이 7mmHg의 혈압강하 효과를 보일 때, 표준편차가 동일하게 7mmHg라면,
     → 필요한 피험자의 크기는 한 군당 8(=16/((17-7)/7)^2)명 입니다.
6. χ^2 test
   - Tennis elbow에대한 스테로이드 주사와 침/한약치료를 비교할 때, 치료실시 2주 후 효과로 간주할 수 있는 '효과'나 '매우회복'을 합한 비율이 치료별로 각각 40%, 65%라고 한다면,
     → 필요한 피험자의 크기는 한 군당 64(=16/(0.5)^2)명 입니다.
     * SES=0.5=(0.65-0.4)/$\sqrt{0.525(1-0.525)}$, [$\bar{p}$=0.525=(0.65-0.4)/2]
7. 탈락률을 고려한 최종 피험자의 숫자
   - 계산된 피험자가 모두 56명이며 탈락율이 20%라고 한다면, 실제 필요한 피험자는 총 70(=56*100/80)명 입니다.

G. 2. Sample Size Calculation (3)

8. Sample-size를 최소화하는 방법
   - 연속변수를 사용한다 예) 고혈압/정상혈압 → 혈압(mmHg)
   - 분산(σ)을 최소화한다 예) 측정을 보다 정밀하게 한다.
   - 짝(paired-) 측정치를 사용 → 필요한 subject를 절반으로 줄인다.
   - 보다 일반적인 결과들을 사용한다.
   - 50%에서 먼 분율을 사용한다.
   - 군간의 차이를 크게, 검정력을 낮게, 유의수준을 크게 한다
   - 이형 할당법을 사용한다.

     $N' = n(1+k)^2 / 4k$, [k=배수, 작은 집단에는 $N'/(1+k)$명 사용]

     예) 필요한 전체 피험자가 64명일 때 쉽게 구하는 대조군을 3배 더 사용한다면, 전체 피험자를 86(=64*4²/(4*3))명으로 수정하고 실험군에는 22(=86/4)명을 배정하면 됩니다.

G. 2. Sample Size Calculation (4)

9. Sample-size 계산

   → 다음 무료 프로그램을 다운로드 받아서 실습을 진행합니다.

   * **PS: Power and Sample Size Calculation**
     (http://biostat.mc.vanderbilt.edu/wiki/Main/PowerSampleSize)
   - Department of Biostatistics, Vanderbilt University School of Medicine
   - Dupont WD, Plummer WD: 'Power and Sample Size Calculations for studies Involving Linear Regression', Controlled Clinical Trials 1998; 19:589-601.

10. Sample-size 계산을 위한 SD와 effect size의 추정
    - 현실적인 시나리오를 예측하고, 보수적으로 설정한다.
    - 두 군의 SD의 평균 또는 두 군의 SD 중 가장 큰 값...
    - 기존 연구의 effect size들에서 40 percentile 값...

G. 3. Random Allocation

* 블록 랜덤 배정

→ 다음의 홈페이지를 사용하여 실습을 진행합니다.

*** randomization.com [randomization plan generator]**

(http://www.randomization.com/)

예) A/B 두 그룹에 대한 블록 랜덤 배정표를 다음처럼 만들어봅니다.

- 2개의 처치군, 블록 사이즈는 4개인 경우, → 6개가 가능합니다.
- 가능한 블록은, AABB, ABAB, ABBA, BABA, BAAB, BBAA 입니다.

H. 통계적 유의성과 임상적 유의성

가. 통계적 유의성 (Statistical significance)

; 통계 분석 결과, 두 그룹간의 차이가 유의미한 차이가 있음.

나. 임상적 유의성 (Clinical significance)

; 통계 분석 결과가 임상적으로 의미를 지니고 있음.

예) 고혈압 환자에서 한약의 혈압강하 작용을 실험한 결과, 방풍통성산이 10mmHg를, 귀비탕이 7mmHg을 떨어뜨렸을 때,

➔ 방풍통성산>귀비탕이라는 가설에 대해서, 통계분석을 시행한 결과 유의하다(p=0.045)는 결과를 얻었다. 이러한 경우, '통계적'으로는 유의성(10 vs. 7)이 있으나, 임상적으로는 의미를 지닌 차이라고 할 수는 없다.

* Margin의 도입: 통계적 유의성과 임상적 유의성을 함께 고려하는 방법

I. Data Coding에서 주의할 점

1. 기본적이고 중요한 통계 개념을 확실히 이해하도록 한다.
2. 하나의 대상에서 얻은 결과치는 '하나의 행'에 정리한다.
3. 변수명은 영문, 숫자, '_'만을 사용해 8자 이내로 한다.
4. 변수명이 무엇을 의미하는지 항상 설명을 자세히 달아 놓는다.
5. 변수는 가능한 숫자 또는 raw data 형태로 넣는다.
6. 변수에서, Missing Value의 처리법을 미리 정해 놓는다.
7. 나이 ➔ 출생년도, 월, 일을 구별해 넣은 후, 계산을 통해 구한다.
8. 데이터 입력에 오류는 없는지 항상 (더블) 체크한다.
9. 변수 데이터(통계) 파일은 항상 깔끔히 정리해 놓는다.
10. 데이터를 수정한 경우, 이를 로그파일로 정리해 놓는다.
11. 항상 날짜를 기준으로 back-up을 하며, 원본을 지우지 않는다.

J. 통계 분석에서의 주의할 점 및 오류

1. 결론에 영향을 줄 수 있는 outlier를 반드시 확인, 제거한다.
2. 모수통계는, 변수의 정규분포 여부를 확인한 후에 사용한다.
3. 비교그룹간 baseline measurement의 차이를 확인/보정한다.
4. 정해진 가설과 디자인, 분석 방법을 중간에 바꾸지 않는다.
   - 코딩 이후에, 가능한 모든 통계(ANOVA, 상관분석, 요인분석 등)를 추가로 사용하거나, 세부 그룹으로 나누어 분석을 시행한다.
   - 통계 결과에 맞추어 가설, 고찰, 논의를 바꾸어 서술한다.
5. Non-responder와 drop-out 을 무시하지 않는다.
   - Drop-out은 15%이하가 되어야 하며, 20% 이상이면 믿을 수 없다.
6. 연구기간 및 측정시기를 편의에 따라 바꾸지 않는다.
   - 정해진 기간보다 먼저 종료하거나, 또는 연장하지 않는다.

K. 통계 및 분석을 위한 소프트웨어 패키지

가. SAS 또는 R

- 텍스트형 명령문의 사용으로 배우기는 가장 어려우나, 다양한 응용과 분석이 가능하다는 장점을 지님. 통계 전문가들이 많이 사용함.

나. SPSS (IBM)

- 미리 준비되어 있는 통계분석을 선택(click!)만으로 실행할 수 있기에, 배우고 사용하기에 용이함. SAS(R)보다 쉽기에, 많은 연구자들이 사용함.

다. EXCEL (Microsoft)

- 데이터의 코딩과 정리, 계산에 매우 유용하며, 초보적인 분석과 table 및 figure 작성에 많이 활용됨.

라. Prism, Origin 등

- 분자생물학 연구 등에 필수적인 통계 분석과 도표 작성을 매우 쉽게 수행하지만, 정해진 것 이외의 추가적인 응용은 불가능함.

3.2. 한의학 진단을 위한 설문검사 개발

[학습 노트]

한의학에서의 변증(辨證)을 객관적으로 측정하고 분석하는데 중요한 설문검사의 개발과정을 설명하고 있습니다. 강의 이후에는, 실제 논문 3-5편을 대상으로 직접 확인해 봅니다.

1. 진단 검사의 구조(structure), 문항(item) 및 채점(scoring) 방법의 개발

A. 개발하고자 하는 검사의 사용 목적과 큰 얼개, 활용 방안을 결정함.

B. 원전, 각종 연구자료, 선행 연구 및 다양한 연구 기법(델파이, 전문가 의견 및 기존 연구결과의 리뷰 등)을 활용하여, 제작 목적에 알맞은 검사의 구조(structure)와 항목(factor or subscale)을 결정하고, 해당되는 문항(item)들을 수집/정리하여 사전 연구를 진행함.

C. 확립되어 있는 기존 검사들과의 관련성을 검토를 통해 차후 진행할 타당화 연구를 기획함.

2. 사전(preliminary) 연구

A. 사전연구를 통해 작성한 검사지(questionnaire/Inventory)를 일반인 및 해당분야의 전문가들을 대상으로 시험적으로 사용해보고, 설문 문항들이 너무 어렵거나, 단어의 사용이 적절치 않거나, 의미가 오해되거나, 다른 의미로 잘못 이해되거나, 중복된 문항이 있는지, 문화와 성별/연령 차이에 의해 다른 의미로 해석되는지 등을 검토함.

B. 검사 결과를 활용한 요인분석(factor analysis), 내적일치도(internal consistency) 분석 등을 진행하여, 검사의 구조와 세부 항목, 사용 문항 등을 최종 수정/선택함.

3. 설문검사(Questionnaire)의 개발

A. 사전연구를 통해 작성된 검사지(questionnaire/Inventory)를 검사에 적절한 대표성을 지니고 있는 피험자들에게 적용함. 대략적으로 문항 숫자의 5-10배에 해당하는 피험자들이 필요함.

B. 요인분석(factor analysis)을 사용하여 하위 요인의 개수와 의미를 최종 검토하고 결정.

C. 내적일치도(internal consistency) 등을 사용하여 요인에 해당되는 문항들을 검토하고 확정함.

D. 각 항목에 속한 문항들의 의미(meaning)를 요약함으로써, 결정된 세부 요인/항목을 상징/설명할 수 있는 단어 혹은 설명을 제시함.

D. 적절한 시간 간격을 두고 동일한 피험자를 사용하는 검사-재검사를 진행하고, 검사-재검사 일치도(test-retest validity)를 분석하여 검사 신뢰도(reliability)를 제시함.

4. 타당화(validity) 연구

A. 임상적 타당화: 개발된 검사가 연구 목적에 맞는지 임상적으로 확인함.

- 예를 들어, 환자-건강인 간의 검사점수(연속형 변수)의 차이는 T-test를 사용하여 검사하며, 환자-건강인 진단결과 또는 체질진단(불연속형 변수)의 적절성은 Cohen's Kappa를 사용함.
- 사상체질 또는 변증별 점수의 차이를 비교함에 있어서는 ANOVA나 profile analysis를 사용함.

B. 임상적 타당화: 개발된 검사를 검증된 기존 검사와 함께 적용하여 상관관계를 확인함.

- 예를 들어, 기존 검사와 새로운 검사결과치의 상관성을 검토하기 위하여 pearson's correlation을 사용함

C. 일반화 연구: 개발된 검사가 일반적으로 사용될 수 있을지 다양한 피험자를 사용하여 재확인.

- 확인적(Confirmatory) factor analysis, internal consistency, path analysis, correlation analysis
- 개발된 검사가 적절한 구조인지, 하위척도들은 적절한지, 문항들은 의미가 있는지, 모델이 적절한지, 다른 검사와 유의한 상관성을 지니는지, 임상적으로 쓸 만한가 등을 검토함.

D. 표준화 연구: 개발된 검사의 인종별, 문화별, 성별, 연령별 기술 통계값을 제시함.

- 표준화된 검사 결과를 제시하여, 임상 활용을 위한 기준구간(reference interval)이 되도록 함.
- 기준값(cut-off value), 수용자 작업특성 곡선(ROC curve) 등

E. 신뢰도(reliability) 연구

- 민감도(sensitivity), 특이도(specificity), 양성예측도(positive predictive value), 음성예측도(negative predictive value), 가능도비(likelihood ratio) 등

Table 3-1. 논문에 사용된 통계분석 방법의 분석 (실습양식-L)

[학습 노트]

준비된 논문에 어떠한 통계분석 방법이 사용되었는지 다음 양식을 사용하여 분석합니다.

Used Stats.	#1	#2
Purpose of the use		
Variables (Independent, dependant & confounding)		
Characteristics of the Variables		
Detailed methods for the analysis		
Major statistical values and its implication		

Used Stats.	#3	#4
Purpose of the use		
Variables (Independent, dependant & confounding)		
Characteristics of the Variables		
Detailed methods for the analysis		
Major statistical values and its implication		

4. 논문의 투고와 심사 절차

4.1. Submission of Manuscript & Peer Review System

[학습 노트]

모든 논문들은, 저널별로 정해져 있는 투고와 심사 과정을 거쳐서 게재됩니다.
이러한 투고 및 심사과정은 공통의 통상적인 단계를 거치게 되는데, 전체 과정을 미리 익혀 놓으면 투고 준비 및 심사 진행에 있어서 노력과 시간을 절약할 수 있으며, 보다 효율적인 투고논문의 작성이 가능해집니다.

다음 슬라이드를 통해서, 아래와 같은 내용이 설명되었습니다.
1. 전체적인 투고 및 심사과정은 어떻게 진행되는가.
2. Peer review 시스템은 무엇인가.
3. 논문의 투고 및 심사과정에서 중요한 사항은 무엇인가.
4. 표절과 인용의 차이점은 무엇인가.

MEMO

4. Submission of Manuscript & Peer Review System

A-1. Review System as a whole

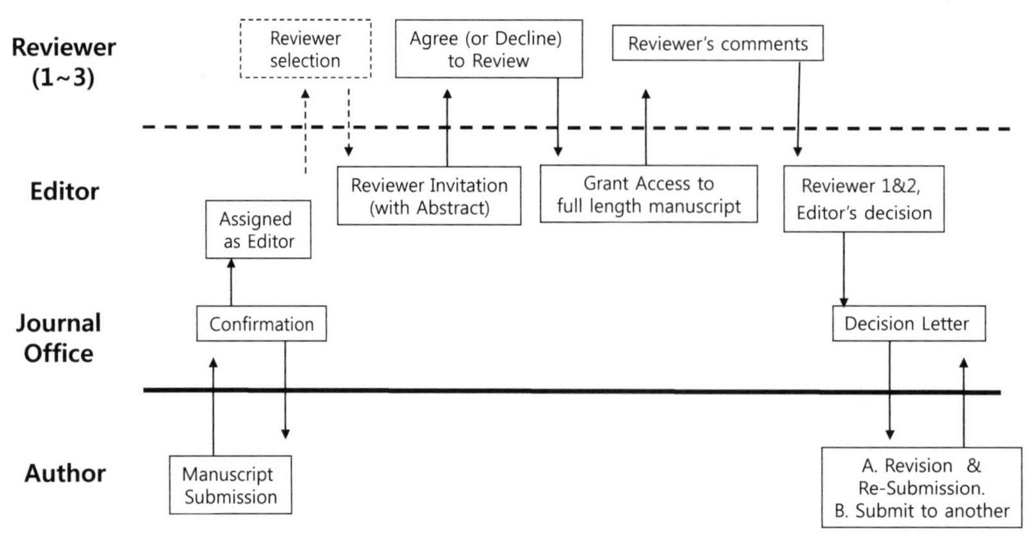

A-2. Peer Review System

- Peer
  - 명사. 동료 혹은 친구. 능력 또는 사회적 지위 등이 동일한 사람.

- Peer Review System: The process of subjecting an author's scholarly work to the scrutiny of others who are **experts in the field**.

- **Peer review** is the evaluation of work by one or more people of similar competence to the producers of the work. It constitutes a form of self-regulation by qualified members of a profession within the relevant field. Peer review methods are employed to maintain standards of quality, improve performance, and provide credibility. In academia peer review is often used to determine an academic paper's academic paper's suitability for publication (from Wikipedia)

A-3. 3 components of the review process

가. Author (저자)
  - **Publication is the goal**
  - 구상, 설계, 분석, 디자인, 실행, 해석, 검토, 수정, 보완, 논문 작성에 중요한 참여한 사람으로, 기여의 내용을 명시적으로 제시하여야 하며, 오류와 표절에 대한 공동책임을 지님.
  - Corresponding Author (교신저자): 저자들을 대표하며, 저널과 저자들간의 교신을 담당하고, 논문에 대한 질문에 답변한다.

나. Editor (편집자)
  - **Politically positive**
  - Subject of the study (Important? Interesting? Unique?)에 관심.

다. Reviewer (referee, 심사자)
  - **Scientifically negative**
  - 독립성, 전문성, (익명성)을 특징으로 함.

B-1. Plagiarism

가. Plagiarism

- Unauthorized use or close imitation of the language and thoughts of another author and the representation of them as one's own original work

나. Rephrase

" A recent study found a possible genetic cause of alcoholism (Pauling, 2005) ".

→ Pauling (2005) discovered a possible genetic cause of alcoholism.

→ The possible genetic cause for alcoholism was suggested by Pauling (2005)

→ The relationship between alcoholism and its genetic cause was reported by Pauling (2005)

→ The study of Pauling (2005) has suggested the possible genetic cause of alcoholism.

B-2. Difference between Q-C-C

나. Quotation

- Repeated use of units of others with quotation mark (",").
- "Practically every human being is a deviate in some respects" - Roger J. Williams, Biochemical Individuality, 1956

가. Citation

- Reference to a book, article, web page, or other published item with sufficient details to identify the item uniquely.
- http://en.wikipedia.org/wiki/Citation

다. Credit

- Acknowledgement of those who contributed to a scientific research.
- **Six** consecutive words identical with a source need to be acknowledged. (If more than 10 words, it is malpractice)

C-1. Preparation for Submission

가. Journal related preparation

- Field? Trend? Reputation?
- Possibility? Impact Factor? Review time (1-3 m.)?
- Ask to your colleagues about 'the Journal' !!
- Instruction for the Authors.

나. Author related preparation

- Discuss with your co-authors.
- Legal consideration (Ethics(IRB/IACUC), Embargo ...)
- File format for e-submission (MS-WORD, PDF, JPG/PPT...)
- Preferred reviewers (2~5)
- Cover letter, Abstract, Title page, Text body, Table/Fig ...

C-2. Selecting Journal for submission

Integrative and Complementary Medicine (Group from JCI report, 2010)

	IF (2010)	Abbr	ISDN	Full name
1	3.571	ALTERN MED REV	1089-5159	Alternative medicine review : a journal of clinical therapeutic
2	2.964	EVID-BASED COMPL ALT	1741-427X	Evidence-based complementary and alternative medicine : eCAM
3	2.662	PHYTOMEDICINE	0944-7113	Phytomedicine : international journal of phytotherapy and phytopharmacology
4	2.466	J ETHNOPHARMACOL	0378-8741	Journal of ethnopharmacology
5	2.195	BMC COMPLEM ALTERN M	1472-6882	BMC Complementary and Alternative Medicine
6	1.716	INTEGR CANCER THER	1534-7354	Integrative cancer therapies
7	1.498	J ALTERN COMPLEM MED	1075-5535	Journal of alternative and complementary medicine (New York, N.Y.)
8	1.484	COMPLEMENT THER MED	0965-2299	Complementary therapies in medicine
9	1.418	J MANIP PHYSIOL THER	0161-4754	Journal of manipulative and physiological therapeutics
10	1.383	AM J CHINESE MED	0192-415X	The American journal of Chinese medicine
11	1.381	ACUPUNCT MED	0964-5284	Acupuncture in medicine : journal of the British Medical Acupuncture Society
12	1.215	ALTERN THER HEALTH M	1078-6791	Alternative therapies in health and medicine
13	1.200	EUR J INTEGR MED	1876-3820	European Journal of Integrative Medicine
14	1.059	FORSCH KOMPLEMENTMED	1021-7096	Forschende Komplementarmedizin
15	1.000	ACUPUNCTURE ELECTRO	0360-1293	Acupuncture & electro-therapeutics research
16	1.000	HOMEOPATHY	1475-4916	Homeopathy : the journal of the Faculty of Homeopathy
17	0.795	EXPLORE-NY	1550-8307	Explore (New York, N.Y.)

D-1. Current Submission/Review System

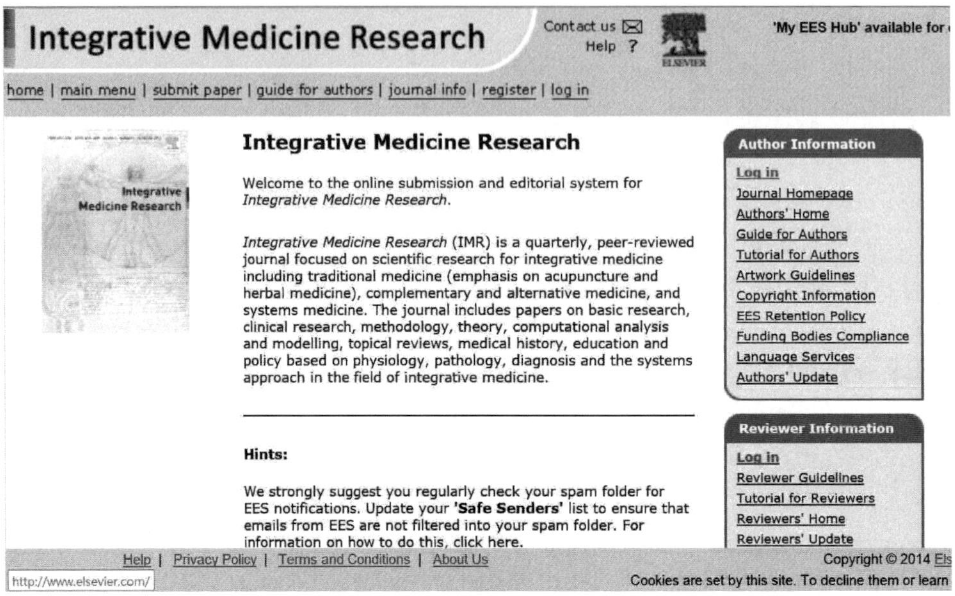

[http://ees.elsevier.com/imr/ IMR 인터넷 투고/심사 시스템]

D-2. Current Review System (Author)

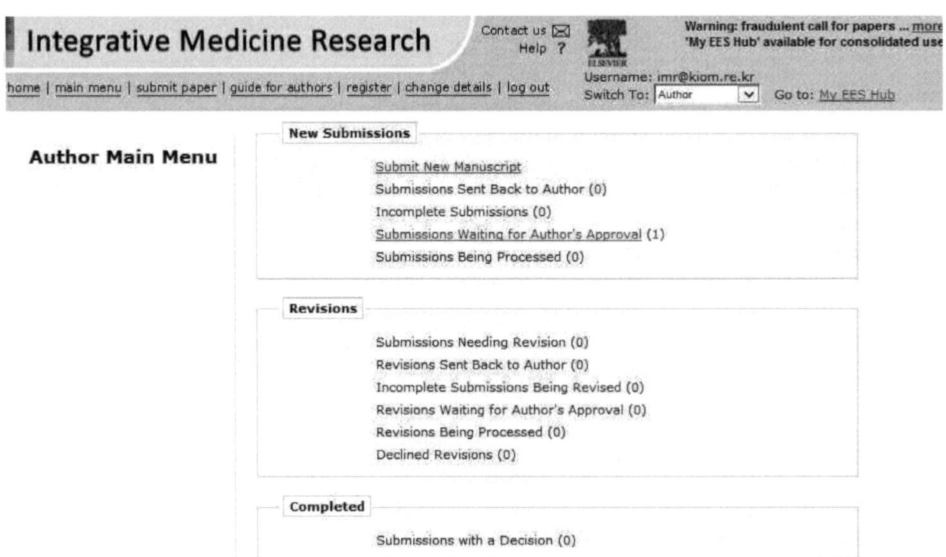

[http://ees.elsevier.com/imr/ IMR 인터넷 투고/심사 시스템]

D-2. Current Review System (Author)

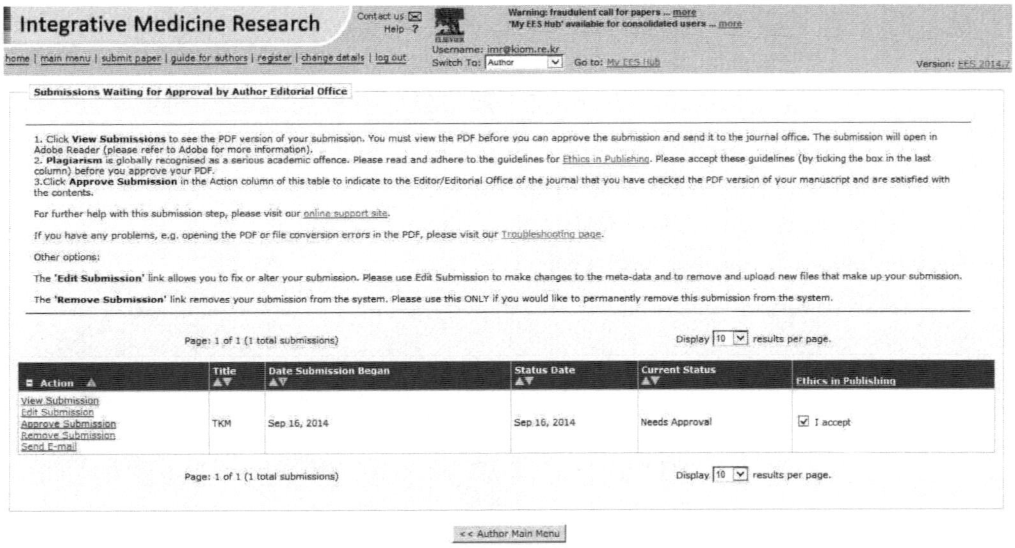

[http://ees.elsevier.com/imr/ IMR 인터넷 투고/심사 시스템]

D-2. Current Review System (Author)

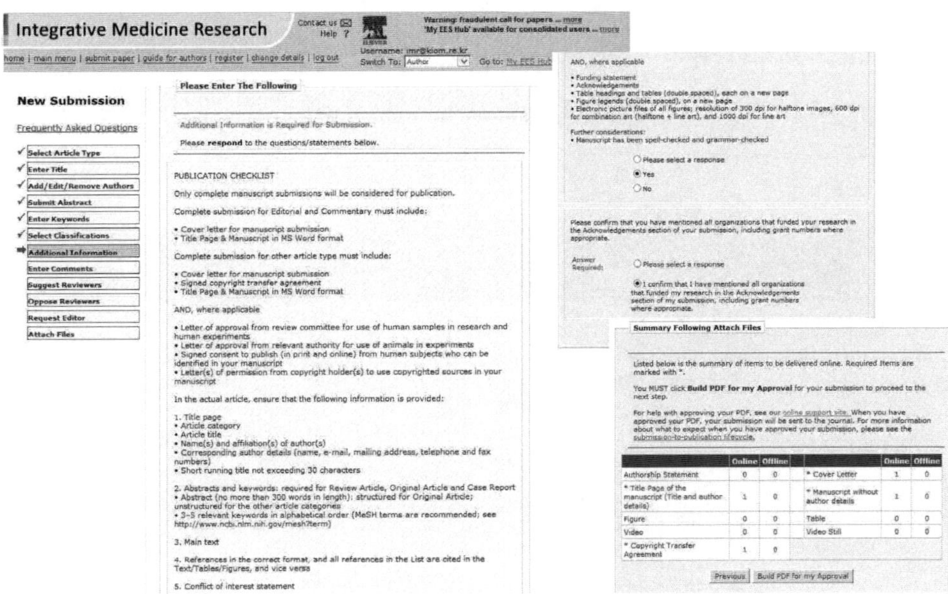

[http://ees.elsevier.com/imr/ IMR 인터넷 투고/심사 시스템]

D-3. Current Review System (Author)

가. 준비해 놓을 파일들

1. Cover letter (Letters to the Editor); 편지 형태의 간략한 설명
2. Title page & Abstract
3. Manuscript; 논문의 본문 (reference 포함)
4. Figure (그림) ; JPEG 등의 형식
5. Table (표) ; Word 등의 형식
6. Supplement Material (추가적인 자료들)

나. 미리 준비해 놓을 내용들

1. 논문의 종류; 일반 논문, brief report, Review 등등
2. 저자들의 일반 정보; 이름, 직함/학위, 소속, 연락처, 이메일 등
3. 선호하는 또는 기피하는 심사자; 3-5명 정도
4. 논문 및 저자의 분야; 가장 알맞은 분야를 선택할 것.

D-4. Current Review System (reviewer)

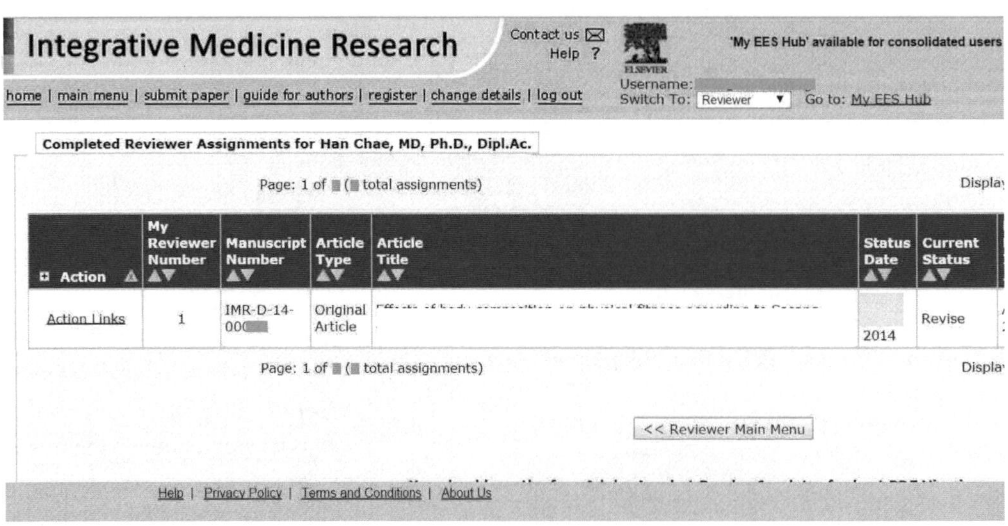
Integrative Medicine Research
Contact us Help ?
'My EES Hub' available for consolidated users
home | main menu | submit paper | guide for authors | register | change details | log out
Username:
Switch To: Reviewer Go to: My EES Hub

Completed Reviewer Assignments for Han Chae, MD, Ph.D., Dipl.Ac.

Page: 1 of ▮ (▮ total assignments)

Action	My Reviewer Number	Manuscript Number	Article Type	Article Title	Status Date	Current Status
Action Links	1	IMR-D-14-00▮	Original Article	[illegible]	2014	Revise

Page: 1 of ▮ (▮ total assignments)

<< Reviewer Main Menu

Help | Privacy Policy | Terms and Conditions | About Us

[CTIM 인터넷 리뷰 시스템]

E-1. Reviewer questionnaire for reviewers

[ ] Yes [ ] No [ ] Not sure

[ ] 1. Does the research attempt to make a conceptual advance?
If No, does the research provide valuable confirmatory or observational data?

[ ] 2. Does the paper present new information?

[ ] 3. Were the methods described specifically enough to be evaluated?

[ ] 4. Are the techniques and experimental approaches appropriate?

[ ] 5. Are the figures/tables clearly presented and necessary?

[ ] 6. The most important previous studies have been cited as far as I know.

[ ] 7. Are the conclusions supported by the results?

[ ] 8. Is the paper clearly written?

[ ] 9. Is further review by a Statistician required?

[투고논문을 심사하기, 실습과정]

E-2. Reviewer's comments in review process

가. Comments to Editor

- Classified not to open to authors.
- Reviewer's recommendation to editor's **decision**
  - Accept, Revision or Rejection

나. Comments to Author

- Reviewer's blind comments on manuscript for the authors.
- **Point by point** and detailed comments to **improve** the quality of article.

다. Open Peer Review : BMJ and others

F-1. Review results by Editor

가. Accept (수정 없이 게재)

나. Revision (수정 후 게재)
- Minor Revision (국지적 수정후 게재)
- Major Revision (전면적 수정후 게재)

다. Rejection (탈락)
- Resubmission (재투고)
- Submission to another journal

F-2. Reasons for Rejection or Revision

가. Consistency
- Introduction and Discussion. Methods and Results
- Specific word with precise meaning should be used. .
- 글이 엉망이다, 깔끔하게 정리되지 않음, 산만하다, 가설이 없다.

나. Research Method is not sufficient for hypothesis testing
- 연구 방법이 문제를 해결하는데 적절치 않았다.
- 통계 표본, 대조군 선정, 부적절한 통계분석 등이 사용되었다.

다. Significance
- 논문이 unique하지 못하다, 동일한 연구의 재탕이다.
- 다루는 주제가 학문적(임상적)으로 중요한 문제가 아니다.
- 저널에서 관심을 갖는 주제가 아니다 ....

G. How to make the Revision

가. Reviewer's comments

- 내용을 칭찬, 수정 제안, 비난/오류 등으로 포인트를 나눈다.
- 'Point by point'별로 어떻게 대응할 것인지 방향을 결정한다.
  ; 감사, 제안대로 수정, 논리적으로 내용을 설명... 등등

나. Main body of the manuscript

- 수정된 모든 부분들은 yellow marker로 표시되어야 한다.

다. Revision Letter

- Review comments의 모든 부분(포인트)에 대해서는 충분히 언급이 이루어져야 하며, 수정된 본문의 내용이 모두 포함되어야 한다.
- Reviewer와 의견이 다를 수도 있으며, 참고문헌을 포함하기도 한다. Editor를 설득하는 한편의 논문 또는 편지와 같다.

G-1. How to make the Revision

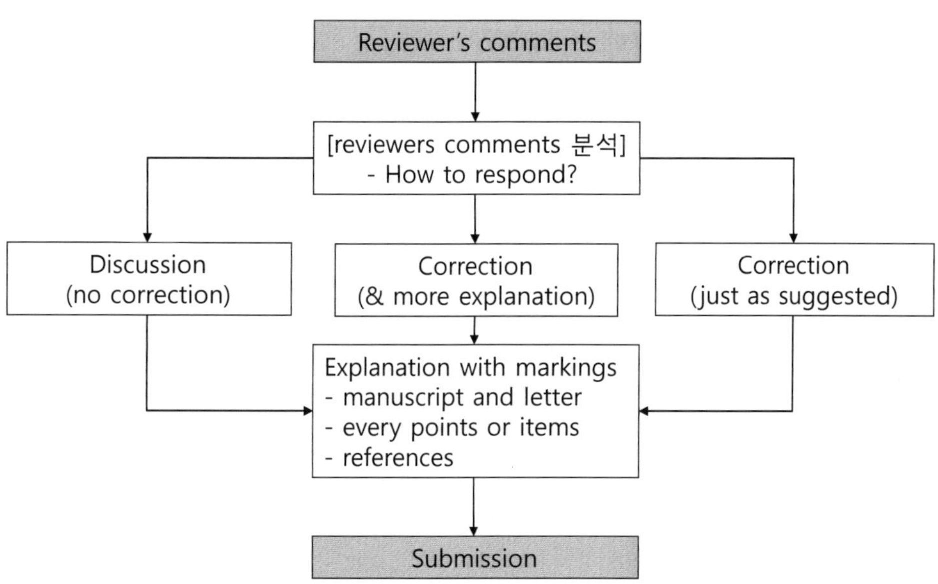

[학습 노트]

아래에서는 reviewer's comments와 response를 실례를 들어 제시하였습니다. 일부 저널(BMC Complem Altern M)에서는 전체 과정을 홈페이지를 통해 모두 공개합니다.

1) In general No. of subjects of papers used in this review are too small. So SR for genetic studies of Sasang Typology looks to be performed too early.

→ This manuscript reviewed 15 years of genetic association studies in Sasang typology and analyzed the limitations for the better studies in the future. We also provided guideline for publishing Sasang typology related genetic features (Table 1) and suggested possible research direction along with the previously studied candidate genes (Table 4). This manuscript has value for more concrete studies on the genetic features of Sasang typology in the future.

2) I think your SPQ is related to biopsychosocial traits as you mentioned in the above title , but when you see the biopsychological traits of Sasang types you mentioned that you might think you need to include BMI as the title says. But in my opinion, the inclusion of BMI into the biopsychological traits seems little bit awkward. I think in your research Tae-Eum type is in the middle of the two values(So-Yang type and So-Eum type) so it's hard to discriminate 3 groups using only SPQ so I guess you came up with BMI.

→ The purpose of this manuscript was describing the biological and psychological features of Sasang typology in objective manners. For this reason, we used the BMI for biological (somatic or constitutional) portion and the SPQ for the psychological (temperament) portion of the human. The reason for saying the SPQ as biopsychological trait is that it measures temperament representing the psychological features with physiological basis. As you can find on page 9, The SPQ was described as 'assessment tool measuring temperament characteristics from the perspective of the Sasang typology'.

The Body Mass Index (BMI) was shown to represent the biological or phenotypic features of Sasang typology in many articles [1], and it is hard to describe the biological traits of Tae-Eum type without BMI. And we did include the BMI for biological features of Sasang types, not for the discrimination of four Sasang types in this study.

3) Considering the history of KIOM's IRB development, the statement of passing the KIOM IRB sounds suspicious since the screeing of the study subject began 1996.

→ The initial subject pool consisted of patients who visited the outpatient clinic between 1996 and 2004. These patients were hence contacted in 2008 following IRB approval for the purpose of conducting the psychological assessment for the actual study. A copy of the official approval letter is attached.

4) page 8 KCMB bank website: you have a typo http instead https.

→ We corrected the manuscript as suggested. We appreciate for finding errors in this manuscript.

5) Results Study selection: Give numbers of studies screened, assessed for eligibility, and included in the review, with reasons for exclusions at each stage, ideally with a flow diagram.

→ Figure 1 is provided for the explanation of study selection.

4.2. 투고 저널의 선택과 형식의 수정

[학습 노트]

연구 및 논문의 초고가 완성된 후에는, 투고할 저널을 결정하고, 저널별로 정해져 있는 특정 투고 형식에 맞추어 논문양식을 수정한 이후에 투고 과정을 진행합니다.
초심자들에 있어서는, 형식적인 요구사항을 맞추지 못해 제대로 된 평가를 받을 기회 자체를 놓치는 경우가 많습니다.

한국 내에서의 논문 발표에 있어서는 한국연구재단에 등재된, 국제적인 발표를 위해서는 Pubmed, Scinece Citation Index, SCOPUS 등에 등재되어 있는 저널을 통상적으로 선택합니다. 현재 한국 내에서 많이 거론되고 있는 SCI(E)에 등재되어 있는 통합의학 또는 한의학 관련 저널은 제시된 리스트(Table 4-1)와 같습니다. 평소 본인의 연구내용과 관련된 학술지들을 정기적으로 구독하여 놓는다면, 논문의 작성과 투고에 많은 논문이 됩니다.

저널이 선택된 이후에는, 규정된 형식(Table 4-2)에 맞추어 원고를 꼼꼼히 검토하고, 수정합니다.

MEMO

Table 4-1. 통합의학 관련 해외 SCI(E) 저널 리스트

[INTEGRATIVE & COMPLEMENTARY MEDICINE (2011)]

	JOURNAL Title	Abbr.	ISSN	IF(2011)
1	EVIDENCE-BASED COMPLEMENTARY AND ALTERNATIVE MEDICINE	EVID-BASED COMPL ALT	1741-427X	4.774
2	ALTERNATIVE MEDICINE REVIEW	ALTERN MED REV	1089-5159	3.55
3	PHYTOMEDICINE	PHYTOMEDICINE	0944-7113	3.268
4	JOURNAL OF ETHNOPHARMACOLOGY	J ETHNOPHARMACOL	0378-8741	3.014
5	BMC COMPLEMENTARY & ALTERNATIVE MEDICINE	BMC COMPLEM ALTERN M	1472-6882	2.241
6	INTEGRATIVE CANCER THERAPIES	INTEGR CANCER THER	1534-7354	2.136
7	AMERICAN JOURNAL OF CHINESE MEDICINE	AM J CHINESE MED	0192-415X	1.979
8	COMPLEMENTARY THERAPIES IN MEDICINE	COMPLEMENT THER MED	0965-2299	1.872
9	FORSCHENDE KOMPLEMENTAR MEDIZIN	FORSCH KOMPLEMENTMED	1021-7096	1.652
10	JOURNAL OF ALTERNATIVE AND COMPLEMENTARY MEDICINE	J ALTERN COMPLEM MED	1075-5535	1.585
11	JOURNAL OF MANIPULATIVE AND PHYSIOLOGICAL THERAPEUTICS	J MANIP PHYSIOL THER	0161-4754	1.358
12	ACUPUNCTURE & ELECTRO-THERAPEUTICS RESEARCH	ACUPUNCTURE ELECTRO	0360-1293	1.3
13	ACUPUNCTURE IN MEDICINE	ACUPUNCT MED	0964-5284	1.188
14	HOMEOPATHY	HOMEOPATHY	1475-4916	1.141
15	EXPLORE-THE JOURNAL OF SCIENCE AND HEALING	EXPLORE-NY	1550-8307	1.027
16	CHINESE JOURNAL OF INTEGRATIVE MEDICINE	CHIN J INTEGR MED	1672-0415	0.799
17	EUROPEAN JOURNAL OF INTEGRATIVE MEDICINE	EUR J INTEGR MED	1876-3820	0.775
18	AFRICAN JOURNAL OF TRADITIONAL COMPLEMENTARY AND ALTERNATIVE MEDICINES	AFR J TRADIT COMPLEM	0189-6016	0.707
19	HOLISTIC NURSING PRACTICE	HOLIST NURS PRACT	0887-9311	0.525
20	JOURNAL OF TRADITIONAL CHINESE MEDICINE	J TRADIT CHIN MED	0255-2922	0.296
21	JOURNAL OF COMPLEMENTARY MEDICINE	J COMPLEMENT MED	1446-8263	0.02
22	JOURNAL OF THE AUSTRALIAN TRADITIONAL-MEDICINE SOCIETY	J AUST TRADIT-MED SO	1326-3390	0

[INTEGRATIVE & COMPLEMENTARY MEDICINE (2013)]

	Journal Title	ISSN	IF (2013)	Issues/yr.
1	Journal of Ethnopharmacology	0378-8741	2.939	18
2	Phytomedicine	0944-7113	2.877	12
3	American Journal of Chinese Medicine	0192-415X	2.625	6
4	Chinese Medicine	1749-8546	2.343	12
5	Complementary Therapies in Medicine	0965-2299	2.216	6
6	Evidence-Based Complementary and Alternative Medicine	1741-427X	2.175	12
7	Integrative Cancer Therapies	1534-7354	2.014	4
8	BMC Complementary and Alternative Medicine	1472-6882	1.877	12
9	Acupuncture in Medicine	0964-5284	1.676	6
10	Journal of Alternative and Complementary Medicine	1075-5535	1.518	12
11	Chinese Journal of Integrative Medicine	1672-0415	1.401	12
12	Journal of Manipulative and Physiological Therapeutics	0161-4754	1.248	9
13	Alternative Therapies in Health and Medicine	1078-6791	1.143	6
14	Forschende Komplementar medizin	1021-7096	1.053	6
15	Explore: The Journal of Science & Healing	1550-8307	0.935	6
16	Homeopathy	1475-4916	0.746	4
17	Journal of Traditional Chinese Medicine	0255-2922	0.667	6
18	European Journal of Integrative Medicine	1876-3820	0.649	6
19	African Journal of Traditional, Complementary and Alternative medicines	0189-6016	0.560	4
20	Journal of Herbal Medicine	2210-8033	0.538	4
21	Holistic Nursing Practice	0887-9311	0.524	6
22	Acupuncture & Electro-Therapeutics Research	0360-1293	0.400	4

4.3. Instruction for the Authors

[학습 노트]

논문을 작성하고 저널에 투고하기 위해서는, "Uniform Requirements for Manuscripts Submitted to Biomedical Journals: Writing and Editing for Biomedical Publications (http://www.icmje.org/)"를 자세히 읽고 익숙해질 필요가 있습니다.

모든 저널들은 분야별 고유한 특성을 반영하는 투고 양식을 제시(Table 4-2)하고 있습니다.

투고에 앞서, Instructions for the Authors를 꼼꼼히 확인해야 합니다. 여기에는 저널에 논문을 투고하는 과정에서 고려해야할 모든 내용들을 설명하고 있으므로, 투고 또는 논문 작성 이전에 반드시 읽어보아야 합니다. 이와 함께, 논문의 형식뿐만 아니라 논문에서 고려해야 할 중요한 사항들에 대한 설명도 포함되어 있습니다.

모든 저널의 홈페이지에는 투고를 위한 다음과 같은 기본적인 내용들이 포함되어 있습니다.

- Scope of the Journal와 Publication Policies : 저널에서 다루는 주제의 범위 및 이와 관련된 정책적 배려를 설명합니다. 저널에서 주로 다루는 내용이 아닌 경우, 심사 자체가 진행되지 않는 경우도 있습니다.

- Online submission : 최근에는 홈페이지를 통한 전자 투고가 일반적으로 사용되고 있으며, 홈페이지의 자세한 설명을 따라 진행하시면 됩니다.

- Type of Articles : 저널에 실리는 논문의 종류들을 상세히 설명하고 있으며, 종류에 따라 지켜야 하는 형식적인 제한사항이 설명되어 있습니다.

- Manuscript Preparation : 논문의 각 부분에 어떠한 내용들이 어떻게 기재되어 있어야 하는지를 설명하고 있습니다. 이와 함께, 참고문헌 형식이 책, 논문 등의 종류에 따라 어떻게 되는지 상세히 설명되어 있습니다.

- Ethics : 연구 과정에서 생길 수 있는 윤리적인 고려사항이 설명됩니다.

- Conflict of Interest : 연구 내용과 관련된 주식/특허 등과 같은 상호 이익의 충돌을 없는지 확인해야 함을 설명하고 있으며, peer review 과정에 엄격히 적용함을 강조하고 있습니다.

- Authorship : 저자로서의 역할과 의무를 설명합니다.

- Copyright : 저널에 출판될 때의 저작권에 대하여 설명합니다.

- Open Access와 Processing Charge : 홈페이지를 통해 논문 전체(full text)를 자유롭게 다운로드 받을 수 있는 open access 정책을 유지하는 경우, 저널의 편집을 위한 비용(processing charge, ~200만원)을 저자들에게 청구하는 경우가 많습니다.

Table 4-2. Instruction for the Authors (실습양식-M)

Integrative Medicine Research (IMR)의 Guide for Authors을 참고자료로 제시합니다.
투고 규정은 대부분의 저널이 대부분 유사하며, 저널에 따라 reference 등에서 차이가 있습니다.
[http://www.elsevier.com/journals/integrative-medicine-research/2213-4220/guide-for-authors]

1. Manuscript Submission

Manuscripts for Integrative Medicine Research may be submitted via Elsevier Editorial System (http://ees.elsevier.com/imr). For editorial questions, please contact us via email at imr@kiom.re.kr, telephone (+82 42 868 9392), or fax (+82 42 869 2720).

Important information

Articles should be prepared in the simplest form possible and submitted in Microsoft Word (*.doc or *.docx). Manuscripts must be typed in English, double-spaced and 10 or 12-point type. And all pages must be numbered consecutively starting from the title page. You may use automatic page numbering, but do NOT use other kinds of automatic formatting such as footnotes. Put text, references, tables, and legends in one file, with each table on a new page.

Please ensure that the following submission documents are also included, where applicable:

A *cover letter*. It must include your name, address, telephone and fax numbers, e-mail address, and state that all authors have contributed to the paper and have never submitted the manuscript, in whole or in part, to other journals.

A *conflict of interest disclosure statement* (see relevant section below).

Articles covering the use of *human samples* in research and human experiments must be approved by the relevant review committee (see relevant section below). Articles covering the *use of animals* in experiments must be approved by the relevant authorities. Articles where human subjects can be identified in descriptions, photographs or pedigrees must be accompanied by a signed statement of informed consent to publish (in print and online) the descriptions, photographs and pedigrees from each subject who can be identified (see relevant section below). *Clinical trials* are recommended to register a primary national clinical trial registration site such as http://www.clinicaltrials.gov, http://ncrc.cdc.go.kr/cris, or other sites accredited by WHO or the International Committee of Medical Journal Editors.

Where material has been reproduced from other *copyrighted sources*, the letter(s) of permission from the copyright holder(s) to use the copyrighted sources must be supplied.

Articles should be written in English (using *American English spelling*) and meet the following *basic criteria*: the material is original, the information is important, the writing is clear, concise and grammatically correct, the study methods are appropriate, the data are valid, and the conclusions are reasonable and supported by the data. For non-native English-speaking authors, we suggest that manuscripts be checked and edited by a native English speaker.

2. Types of Articles

2.1. Editorials

Editorials are *invited articles or comments concerning a specific paper* in the Journal or a topical issue in the field. Although editorials are normally invited or written by an Editor, unsolicited editorials may be submitted. Typical length: 1500-2000 words, 20-40 references.

2.2. Review Articles

These should aim to provide the reader with a *balanced overview of an important and topical subject* related to basic research, clinical research, methodology, theory, computational analysis and modelling, topical reviews, medical history, education and policy based on physiology, pathology, diagnosis and the systems approach in the field of integrative medicine. Most reviews are solicited by the editors, but unsolicited submissions may also be considered for publication. Section headings should be: Abstract, Introduction, brief main headings, and References. Typical length: 2000-4000 words, 50-100 references.

2.3. Original Articles

These may be randomized trials, intervention studies, studies of screening and diagnostic tests, laboratory and animal studies, cohort studies, cost-effectiveness analyses, case-control studies, surveys with high response rates, and historical, social, or policy studies on integrative medicine and health, which represent new and significant contributions to the field. Section headings should be: *Abstract, Introduction, Methods, Results, Discussion, Acknowledgments* (if applicable), *References*.

The **Introduction** should provide a brief background to the subject of the paper, explain the importance of the study, and state a precise study question or purpose. The **Methods** section should describe the study design and methods (including the study setting and dates, patient samples or animal specimens used, with inclusion and exclusion criteria, the laboratory methods followed, or data sources and how these were selected for the study, the essential features of any interventions, the main outcome measures), and state the statistical procedures employed in the research. The **Results** section should comprise the study results presented in a logical sequence, supplemented with tables and/or figures. Take care that the text does not repeat data that are presented in the tables and/or figures. The **Discussion** section should be used to emphasize the new and important aspects of the study, placing the results in context with published literature, the implications of the findings, and the conclusions that follow from the study results. Typical length: 2000-3000 words, no limitation on the number of reference.

2.4. Case Reports

These are *short discussions of a case or case series with unique features not previously described* that make an important teaching point or scientific observation. Section headings should be: *Abstract, Introduction, Case Report, Discussion, Acknowledgments* (if applicable), *References.*

The **Introduction** should describe the purpose of the report, the significance of the disease and its specificity, and briefly review the relevant literature. The **Case Report** should include the general data of the case, medical history, family history, chief complaint, present illness, clinical manifestation, methods of diagnosis and treatment, and outcome. The **Discussion** should compare, analyze and discuss the similarities and differences between the reported case and similar previously reported cases. The importance or specificity of the case should be restated when discussing the differential diagnoses. Suggest the prognosis of the disease and possibility of prevention. Typical length: 800-1200 words, 15-30 references.

2.5. Letters to the Editor

These include *brief constructive comments concerning previously published articles* in the journal. Letters should have a title and include appropriate references, and include the corresponding author's e-mail address. Letters are edited, sometimes extensively, to sharpen their focus. They may be sent for peer review at the discretion of the Editors. Typical length: 300-600 words, 5 references; 1 table and/or 1 figure may be included.

2.6 Commentaries

These are *short, opinion articles which focus on current research topics and highlight articles of interest* previously published elsewhere. Commentaries should have a title, a summary of a focal article, a comment/critique, a conflict of interest statement, and appropriate references. The summary may be subdivided into sections to better describe a focal article: aim, design, setting, participants, intervention, main outcome measures, main results, and author's conclusion. Commentaries are generally invited by the Editors, but interested contributors with unsolicited commentaries are encouraged to submit them. Typical length: 1000-1500 words, no more than 10 references.

3. Manuscript Preparation

3.1. Title page

The title page should include: category of paper, article title, names (spelled out in full) of all authors, academic degrees, the institutions with which they are affiliated (only 1 affiliation per author is permitted); indicate all affiliations with a superscripted lowercase number after the author's name and in front of the appropriate affiliation, short running title not exceeding 30 characters, separate word count for abstract and text, and the corresponding author details (name, address, phone and fax, e-mail information).

3.2. Abstract and Keywords

An abstract and 3-5 relevant keywords (in alphabetical order) are required for the following article categories: Review Article, Original Article, and Case Report.

Abstracts should be no more than 300 words in length. Abstracts for Original Articles should be structured, with the section headings: Background, Methods, Results, Conclusion. Abstracts for Review Articles and Case Reports are unstructured in one single paragraph. But for Case Reports, it should include the significance and purpose of the case presentation, the diagnostic methods of the case, the key data, and brief comments and suggestions with regard to the case.

For selecting keywords, refer to the Index Medicus Medical Subject Headings (National Library of Medicine (US). MeSH [Internet]. Bethesda (MD): National Library of Medicine (US); 1954 [updated 2009, cited 2009 Nov 1]. Available from: http://www.ncbi.nlm.nih.gov/mesh).

3.3. Main Text

The text for Original Articles, for example, should include the following sections: Introduction, Materials and Methods, Results, and Discussion. The Introduction should be as concise as possible, without subheadings. The Methods section should be sufficiently detailed. Subheadings may be used to organize the Results and Discussion. Each section should begin on a new page.

Abbreviations

Where a term/definition is continually referred to (i.e. >3 times in the text), it is written in full when it first appears, followed by the subsequent abbreviation in parentheses (even if it was previously defined in the abstract); thereafter, the abbreviation is used.

Gene nomenclature

Current standard international nomenclature for genes should be adhered to. Genes should be typed in italic font and include the accession number. For human genes, use genetic notation and symbols approved by the HUGO Gene Nomenclature Committee (http://www.genenames.org) or refer to PubMed (http://www.ncbi.nlm.nih.gov/sites/entrez).

Units

Units Système International (SI) units must be used, with the exception of blood pressure values which are to be reported in mmHg. Please use the metric system for the expression of length, area, mass, and volume.

3.4. References

Authors are responsible for the accuracy and completeness of their references and for correct text citation.

3.4.1. In the main text, tables and figure legends

References should be identified using superscripted numbers, in numerical order, and be placed after punctuation. References cited in tables or figure legends should be included in sequence at the point where the table or figure is first mentioned in the main text. Do not cite abstracts unless they are the only available reference to an important concept. Uncompleted work or work that has not yet been accepted for publication (i.e., "unpublished observation", "personal communication") should not be cited as references.

3.4.2. In the references list

References should be limited to those cited in the text and listed in the order in which they appear in the text. References should include, in order, authors' surnames and initials, article title, abbreviated journal name, year, volume and inclusive page numbers. The last names and initials of all the authors up to 6 should be included, but when authors number 7 or more, list the first 6 authors only followed by "et al". Abbreviations for journal names should conform to those used in MEDLINE. If citing a website, provide the author information, article title, website address and the date you accessed the information. Reference to an article that is in press must state the journal name and, if possible, the year and volume. Examples are given below.

Standard journal article; Bisdas T, Pichlmaier M, Wilhelmi M, Bisdas S, Haverich A, Teebken O. Effects of the ABO-mismatch between donor and recipient of cryopreserved arterial homografts. Int Angiol 2011;30:247-55.

Journal supplement; Kaplan NM. The endothelium as prognostic factor and therapeutic target: what criteria should we apply? J Cardiovasc Pharmacol 1998;32(Suppl 3):S78-80.

Journal article not in English but with English abstract; Kawai H, Ishikawa T, Moroi J, Hanyu N, Sawada M, Kobayashi N, et al. Elderly patient with cerebellar malignant astrocytoma. No Shinkei Geka 2008;36:799-805. [In Japanese, English abstract]

Book with edition; Bradley EL. Medical and surgical management. 2nd ed. Philadelphia: Saunders; 1982, p. 72-95.

Book with editors; Letheridge S, Cannon CR, editors. Bilingual education: teaching English as a second language. New York: Praeger; 1980.

Book chapter in book with editor and edition; Greaves M, Culligan DJ. Blood and bone marrow. In: Underwood JCE, editor. General and systematic pathology. 4th ed. London: Churchill Livingstone; 2004, p. 615-72.

Book series with editors; Wilson JG, Fraser FC, editors. Handbook of teratology, vols. 1-4. New York: Plenum Press; 1977-78.

Bulletin; World Health Organization. World health report 2002: reducing risk, promoting healthy life. Geneva, Switzerland: World Health Organization; 2002.

Electronic publications; Duchin JS. Can preparedness for biological terrorism save us from pertussis? Arch Pediatr Adolesc Med 2004;158(2). Available from: http://archpedi.ama-assn.org/cgi/content/full/158/2/106. Accessed June 12, 2004.

Smeeth L, Iliffe S. Community screening for visual impairment in the elderly. Cochrane Database Syst Rev 2002(2):CD001054. Doi:10.1002/14651858.CD1001054.

Item presented at a meeting but not yet published; Khuri FR, Lee JJ, Lippman SM. Isotretinoin effects on head and neck cancer recurrence and second primary tumors. In: Proceedings from the American Society of Clinical Oncology, May 31-June 3, 2003; Chicago, IL. Abstract 359.

Item presented at a meeting and published; Cionni RJ. Color perception in patients with UV- or bluelight-filtering IOLs. In: Symposium on cataract, IOL, and refractive surgery. San Diego, CA: American Society of Cataract and Refractive Surgery; 2004. Abstract 337.

Thesis; Ayers AJ. Retention of resin restorations by means of enamel etching and by pins [MSD thesis]. Indianapolis: Indiana University; 1971.

Website; American Association of Oral and Maxillofacial Surgeons. Wisdom teeth. AAOMS Website. http://www.aaoms.org/ wisdom_teeth.php. Published 2008. Accessed September 25, 2010.

Company/manufacturer publication/pamphlet; Eastman Kodak Company, Eastman Organic Chemicals. Catalog no. 49. Rochester, NY: Eastman Kodak; 1977, p. 2-3.

3.5. Acknowledgments

General acknowledgments for consultations, statistical analysis, etc., should be listed after main body of text, before the references, including the names of the individuals involved. All financial and material support for the research and the work should be stated here clearly explicitly.

3.6. Tables

Tables are numbered consecutively, in the order of their citation in the text. Table legend example: Table 1. Demographic characteristics of patients [note: "Table 1." in bold font with end period; no end period after legend]. Shortening of some words inside table (NOT in table legend): year(s) → yr; month(s) → mo; day(s) → d; hour(s) → hr; minute(s) → min; second(s) → sec; and → &. Use en dashes for empty entries. Footnotes are indicated using these symbols (in order of appearance): *, †, ‡, §, ||, , ** [note: when 10 footnotes or more, use superscripted lowercase letters]. Abbreviations used in the table, even when already defined in the text, should be defined and placed after the footnotes and presented like in this example: CT, computed tomography; MRI, magnetic resonance imaging. [note: the use of "," with a space on either side, semi-colon to separate, and a period after the last].

3.7. Figures

Figure legends should be submitted for all figures and should be brief and specific and placed on a separate sheet after the reference section. Figures must be in numerical order using Arabic numerals in the order of their citation in the text. Figures should be uploaded as separate files, not embedded in the manuscript file.

Regardless of the application used, when your electronic artwork is finalized, please "save as" or convert the images to one of the following formats (note the resolution requirements for line drawings, halftones, and line/halftone combinations given below):

EPS: Vector drawings. Embed the font or save the text as "graphics".

TIFF: Color or grayscale photographs (halftones) - use a minimum of 300 dpi.

TIFF: Bitmapped line drawings-use a minimum of 1000 dpi.

TIFF: Combination of bitmapped line/half-tone (color or grayscale) - use a minimum of 600 dpi.

DOC, XLS or PPT: If your electronic artwork is created in any of these Microsoft Office applications, please supply "as is".

Please do not: Supply files that are optimized for screen use (like GIF, BMP, PICT, WPG) as the resolution is too low; Supply files that are too low in resolution; Submit graphics that are disproportionately large for the content.

A detailed guide on electronic artwork is available at http://www.elsevier.com/artworkinstructions. Please note that the cost of color illustrations will be charged to the author.

4. English Proofing

Articles should be written in English (using American English spelling) and the English proofing should be taken before submission by the author.

5. Disclosure of Conflicts of Interest

The corresponding author must inform the editor of any potential conflicts of interest that could influence the authors interpretation of the data. Examples of potential conflicts of interest are financial support from or connections to pharmaceutical companies, political pressure from interest groups, and academically related issues. Conflict of interest statements will be published at the end of the text of the article, before the 'References' section. Please consult the COPE guidelines (http://www.publicationethics.org) on conflict of interest. Even when there is no conflict of interest, it should also be stated.

6. Ethical Approval of Studies

For human or animal experimental investigations, appropriate institutional review board or ethics committee approval is required, and such approval should be stated in the methods section of the manuscript. For those investigators who do not have formal ethics review committees, the principles outlined in the Declaration of Helsinki should be followed (World Medical Association. Declaration of Helsinki: ethical principles for medical research involving human subjects. Available at: http://www.wma.net/e/policy/pdf/17c.pdf).

7. Redundant Publication or Duplicate Submission

Redundant (or duplicate) publication is publication of a paper that overlaps substantially with one already published in print or electronic media. Submitted manuscripts are considered with the understanding that they have not been published previously in print or electronic format (except in abstract or poster form) and are not under consideration in totality or in part by another publication or electronic medium. For more information, please refer to 'Uniform Requirements for Manuscripts Submitted to Biomedical Journals: Writing and Editing for Biomedical Publication' (Available at: http://www.icmje.org/2006_urm.pdf).

8. The Editorial and Peer Review Process

As a general rule, the receipt of a manuscript will be acknowledged within 2 weeks of submission; authors will be provided with a manuscript reference number for future correspondence. If an acknowledgment is not received in a reasonable period of time, the author should contact the Editorial Office.

Submissions are reviewed by the Editorial Office to ensure that it contains all parts. Submissions will be rejected if the author has not supplied all the material and documents as outlined in these author instructions.

Manuscripts are then reviewed by the Editors, who make an initial assessment. If the manuscript does not appear to be of sufficient merit or is not appropriate for the Journal, the manuscript will be rejected without review. Rejected manuscripts will not be returned to authors unless requested. All other manuscripts are sent to 2 or more expert consultants for double-blind peer review. Authors will usually be notified within 12 weeks of the initial acknowledgment of whether the manuscript is accepted for publication, rejected, or subject to revision before acceptance. However, do note that delays are sometimes unavoidable.

9. Copyright

Published manuscripts become the permanent property of Korea Institute of Oriental Medicine, and must not be published elsewhere without written permission. All articles published in the Journal are protected by copyright, which covers the exclusive rights to reproduce and distribute the article, as well as translation rights. No part of this publication may be reproduced, stored in any retrieval system, or transmitted in any form or by any means, electronic, mechanical, by photocopying, recording, or otherwise, without prior written permission from Korea Institute of Oriental Medicine. A copyright transfer form should be downloaded in the submission site and submitted to the editorial office by fax or e-mail containing a scanned copyright transfer form on acceptance.

* 본문은 왼쪽정렬로 편집되어 있습니다. 형광펜으로 중요 내용을 직접 체크해보면서 확인해보시고, 실습용으로 준비한 논문 2편에 적절히 고려/반영되어 있는지 직접 확인해보세요.

4.4. 논문 심사과정에서의 편집장 및 심사자의 역할

[학습 노트]

논문심사 과정에서의 편집장과 심사자의 역할은 무엇일까요?

[편집장(editor)의 역할]

1. 투고된 원고(manuscript)가 규정된 내용과 형식 등을 모두 반영하고 있는지 확인한다.
2. 원고의 수준이나 내용, 분야, 형태(원저, 종설 등) 등이 저널에 적절한지 결정한다.
3. 관련 분야의 전문가를 찾아 심사를 의뢰하며, 심사 의견들을 고려하여 게재를 결정한다.

[심사자(reviewer/referee)의 역할]

1. 심사하기 어려운 경우, 이유와 심사자 추천 등을 포함하여 돌려보낸다.
   (이유는, 전문분야가 아니거나, 같은 소속, 2-3주 내에 심사완료가 어려운 경우 등)
2. 최신의 중요한 연구 내용인지, 독자에게 쉽게 이해될 수 있는지 등을 확인한다.
3. 연구 방법과 결과를 신뢰할 수 있는지와 함께 결론과 논의가 적절한지 확인한다.
4. 투고규정의 준수 여부, 연구 주제의 중요성과 시의적절함, 연구의 독창성, 기존 연구의 폭넓은 고려, 연구 방법의 적합성, 논의/고찰의 포괄성, 결론과 일반화의 정확성, 전체적인 기술의 명료성과 일관성 등을 확인한다. 또한 원고의 각 부분에 포함되어야 할 내용들이 만족할 만큼 충실한지 확인한다.
5. 연구 디자인과 통계분석에 있어, 통계 전문가의 추가 검토가 필요한지 확인한다.
6. 편집장에게 보내는 '비공개 심사의견'과 저자에게 보낼 '공개 심사의견'을 작성한다.
 - 더 좋은 원고가 될 수 있는 방안을 제시하며, 필요한 경우 추가적인 참고문헌을 제안한다.
 - 원고에 대한 비평(≠비판), 의견 제시는 항상 저자를 존중하는 태도를 지녀야 한다.
 - 심사의견서는 조심스럽고, 근거를 포함하며, 질이 높아야 하며, 공정해야 한다.
 - 더 좋은 논문이 될 수 있도록, 수정/추가가 필요한 것들을 상세히 언급하여야 한다.
 - 원고의 문체, 문법 등에 대한 교정의무는 없다.

[심사 과정에서 심사자가 주의해야 할 점]

1. 발표되지 않은 원고이므로, 내용 및 심사 참여 사실을 외부로 공개하지 않는다.
2. 요청받은 심사기간 이내에 심사결과를 제출하여야 한다.
3. 최종 판단은 편집장이 결정하므로, 심사자의 의견이 반드시 반영되는 것은 아니다.
4. 심사 내용에 대해서 저자 또는 편집장이 동의하지 않을 수도 있다.
5. 저자의 감정을 건드리거나, 모호하거나, 논쟁이 될 수 있는 언급은 피한다.
6. 원고 자체만을 대상으로 하여 객관적이고도 편견 없는 태도를 유지한다.

4.5. 논문의 투고 및 심사 과정 (실습)

[학습 노트]

지금까지 배운 논문 심사의 전체 과정을,
아래 그림의 순서에 따라, 표 양식을 사용한 역할극 실습을 통해 익히게 됩니다.

역할극 실습의 순서는 아래와 같습니다.

1. 역할극에 사용할 투고논문 2~3편을 다양한 주제, 양식으로 준비합니다.
2. 4명/조로 나누고, author(1명), office/editor(1명), reviewer(2명)의 역할을 분담합니다.
3. 전체 프로세스(Figure 4-1)에 맞추어, 투고, 투고확인, 심사요청, 심사승락, 원고전달, 심사결과 제출, 심사결과 결정 및 전달의 과정을 리뷰과정 실습양식(Table 4-3)과 임상논문평가양식(Table 2-□)을 사용하여 순차적으로 진행합니다.
4. 심사 결과는 각각 rejection, major revision, acceptance로 바꾸어가면서 진행합니다.
5. 숙달될 때까지 각자의 역할을 바꾸어 가면서 2~3회 반복합니다.

Figure 4-1. Flow of the submission and review process.

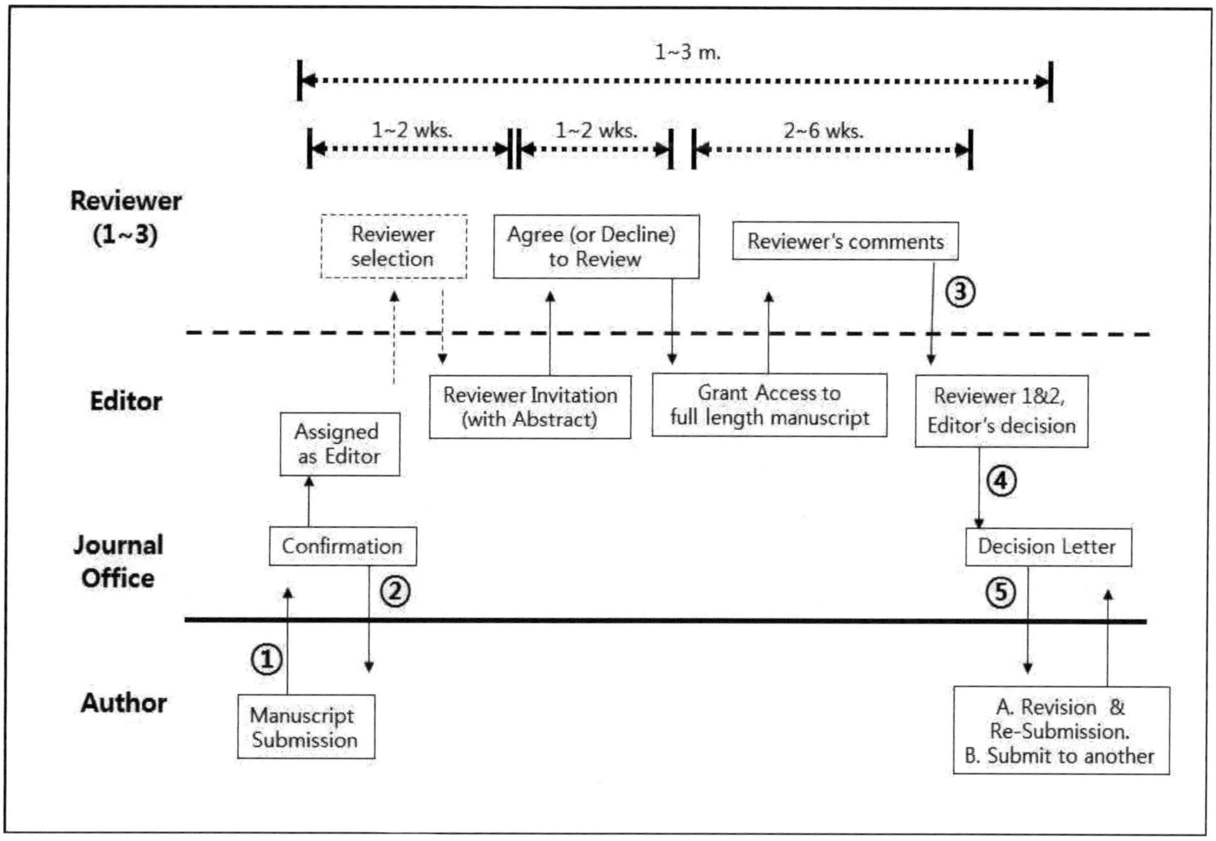

Table 4-3. Worksheet for practicing review process (실습양식-N)

<table>
<tr><td colspan="2">①/②
Authors [submission] &
Journal office [checkup]</td><td colspan="2">③/⑤
Reviewers
[comments]</td><td>④/⑤
Editor
[decision]</td></tr>
<tr><td>☐</td><td>**Letters to the Editor (cover letter)**</td><td rowspan="3">Recommendation (reviewer 1)
☐ accept
☐ minor revision
☐ major revision
☐ rejection</td><td rowspan="3">Recommendation (reviewer 2)
☐ accept
☐ minor revision
☐ major revision
☐ rejection</td><td rowspan="3">☐ interesting
☐ well-written

☐ **accept**
☐ **revision**
☐ **rejection**</td></tr>
<tr><td>☐</td><td>**Preferred reviewers**
(non-preferred reviewers)</td></tr>
<tr><td>☐</td><td>**Title Page**</td></tr>
<tr><td rowspan="2">☐</td><td rowspan="2">**Abstract**</td><td colspan="2">[Reviewer 1]</td><td>☐ Agree
☐ Disagree</td></tr>
<tr><td colspan="2">[Reviewer 2]</td><td>☐ Agree
☐ Disagree</td></tr>
<tr><td rowspan="2">☐</td><td rowspan="2">**Full length manuscript (Body)**</td><td colspan="2">[Reviewer 1]</td><td>☐ Agree
☐ Disagree</td></tr>
<tr><td colspan="2">[Reviewer 2]</td><td>☐ Agree
☐ Disagree</td></tr>
<tr><td rowspan="2">☐</td><td rowspan="2">**Figures & Tables (Legends)**</td><td colspan="2">[Reviewer 1]</td><td>☐ Agree
☐ Disagree</td></tr>
<tr><td colspan="2">[Reviewer 2]</td><td>☐ Agree
☐ Disagree</td></tr>
</table>

5. 참고 자료의 활용

5.1. Google Scholar & Pubmed

[학습 노트]

논문 작성과정에서 참고자료를 찾고 정리하는 방법에 있어서, Google Scholar와 Pubmed를 제시하였습니다. 자신의 컴퓨터를 사용하여 직접 연습해 봅니다.

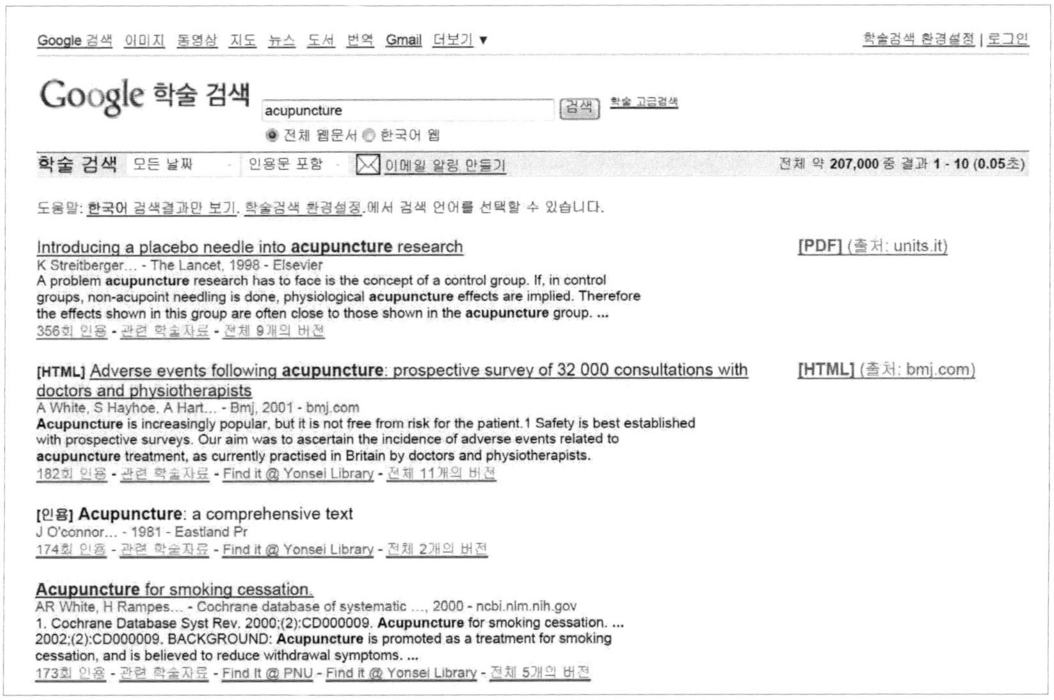

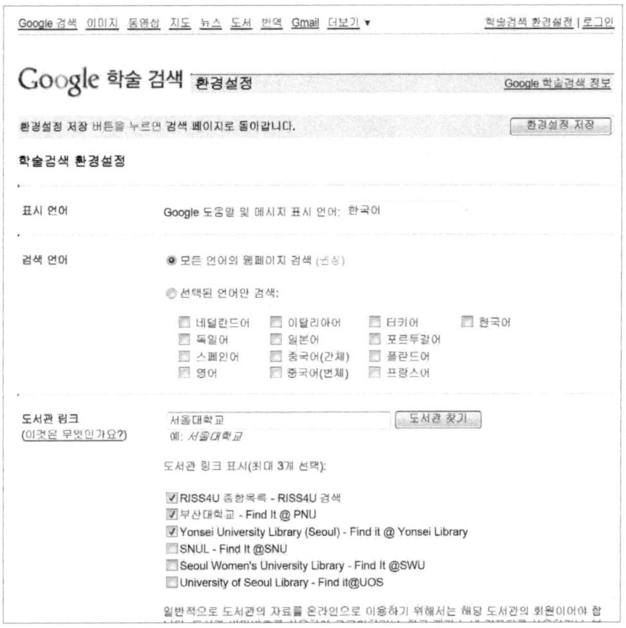

Pubmed search – search results (details)

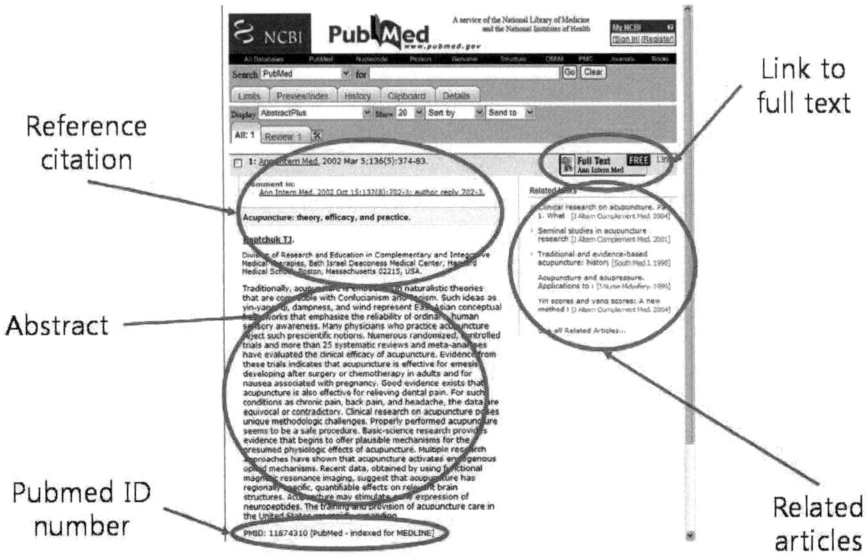

Pubmed (www.pubmed.gov)

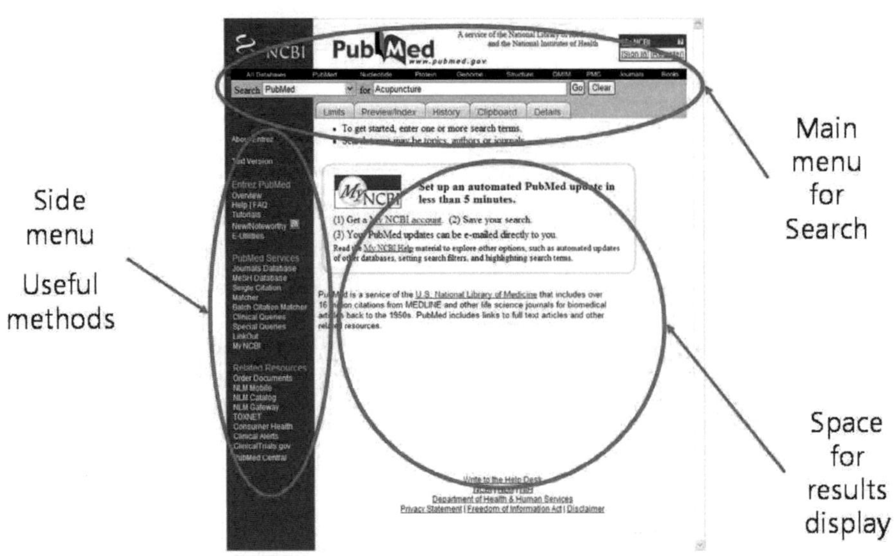

Pubmed – Main menu

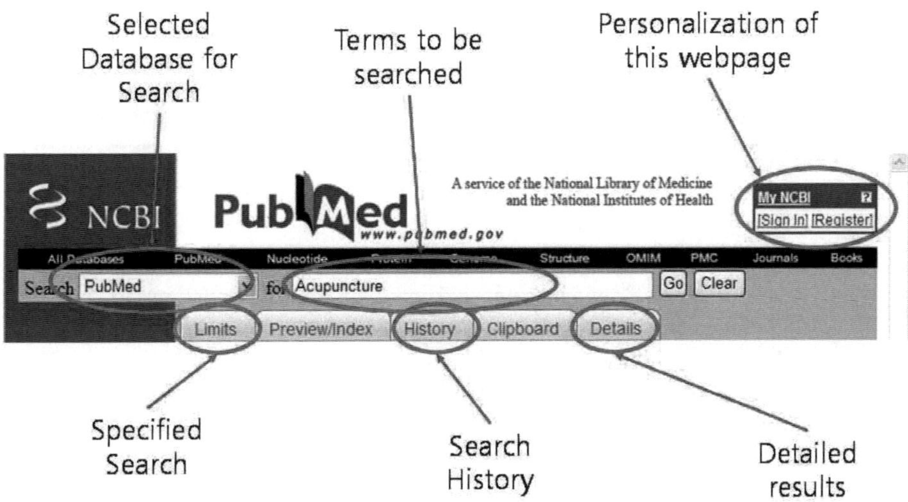

Pubmed search – search results

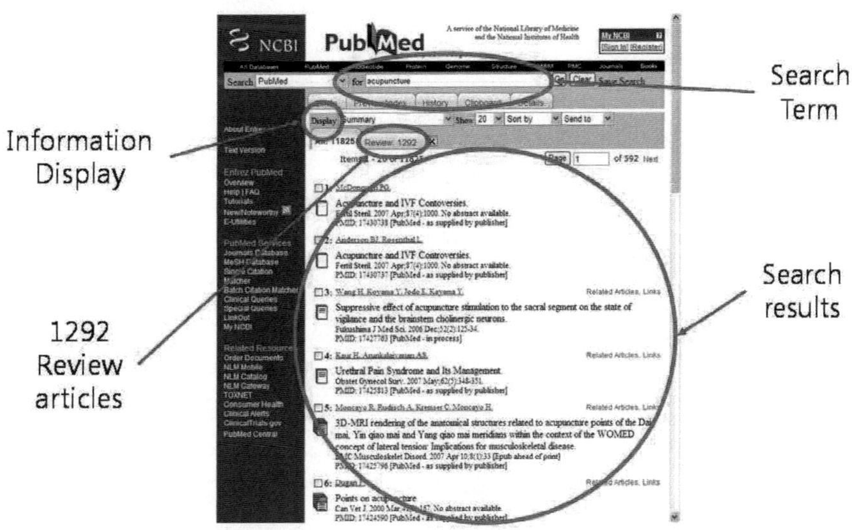

[학습 노트]

아래에 실제 검색 화면을 예로 제시하였습니다.

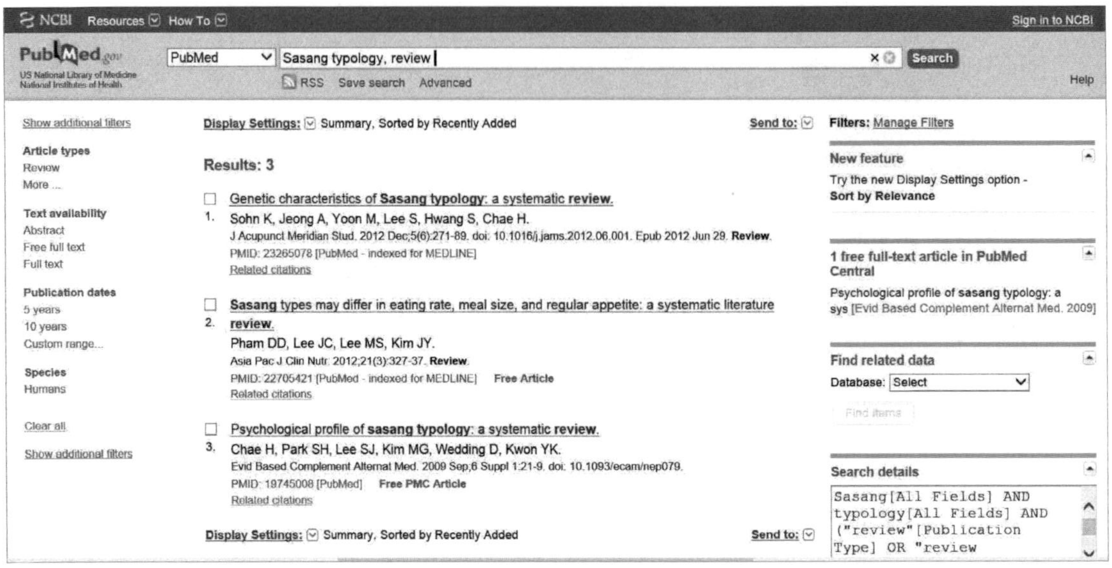

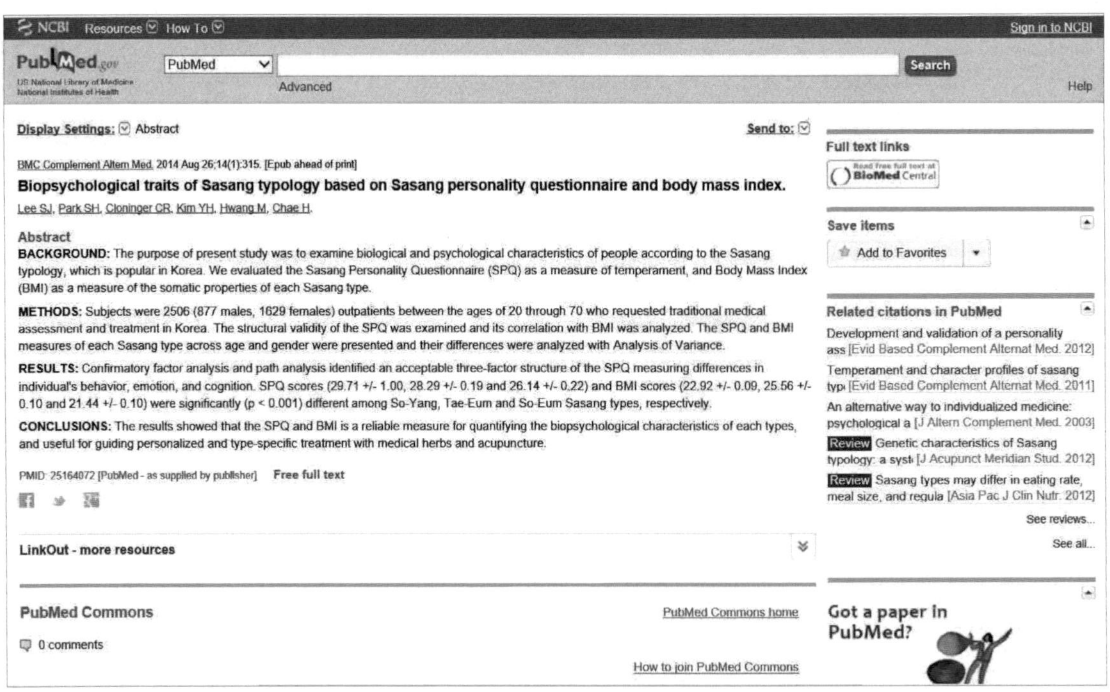

5.2. Endnote

[학습 노트]

논문 작성과정에서 인용 자료들을 각주(endnote)로 정리하는 여러 프로그램이 있습니다. 여기에서는 Endnote를 제시하였습니다.

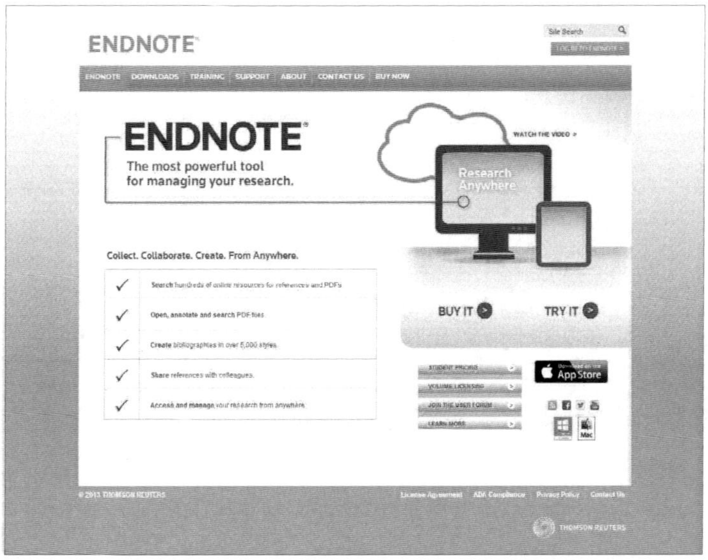

[www.nednote.com]

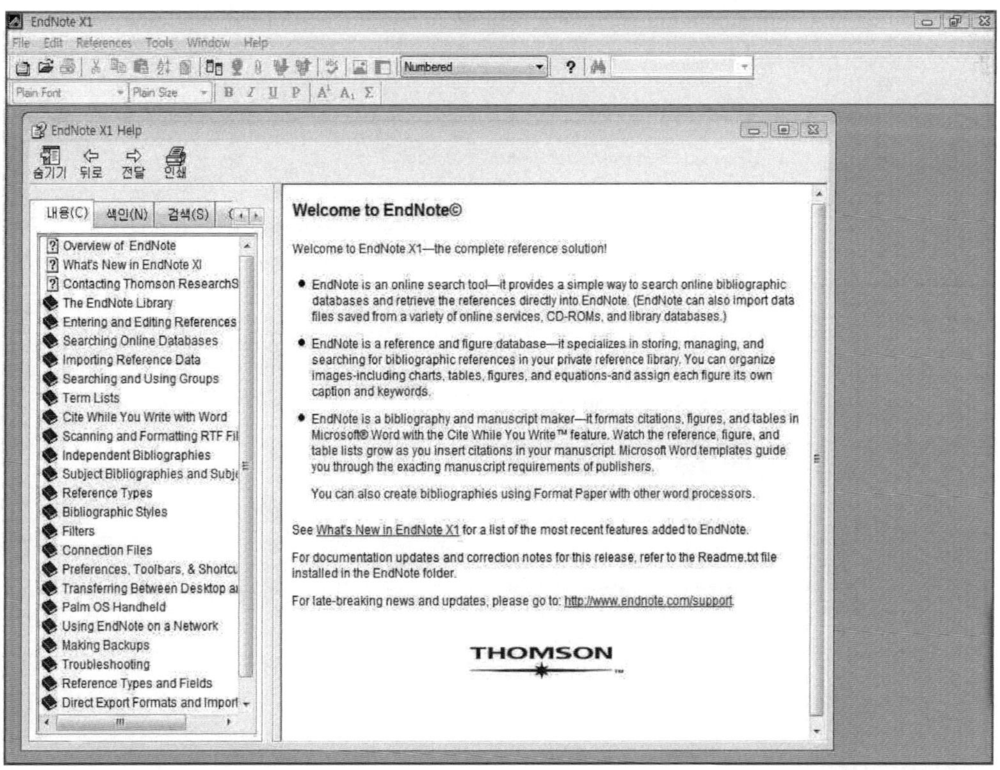

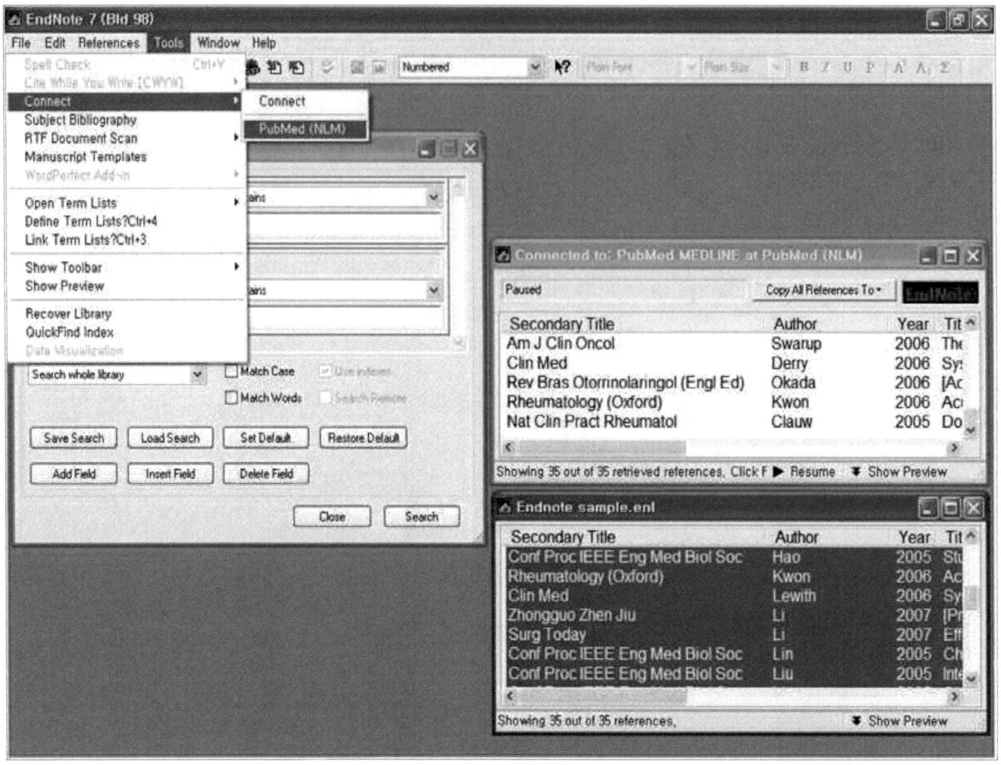
EndNote 7 (Bld 98)
File Edit References Tools Window Help
Connect
Subject Bibliography
RTF Document Scan
Manuscript Templates
Open Term Lists
Show Toolbar
Show Preview
Recover Library
QuickFind Index
PubMed (NLM)
Connected to: PubMed MEDLINE at PubMed (NLM)
Paused
Copy All References To
Secondary Title Author Year
Am J Clin Oncol Swarup 2006
Clin Med Derry 2006
Rev Bras Otorrinolaringol (Engl Ed) Okada 2006
Rheumatology (Oxford) Kwon 2006
Nat Clin Pract Rheumatol Clauw 2005
Showing 35 out of 35 retrieved references.
Resume
Show Preview
Endnote sample.enl
Conf Proc IEEE Eng Med Biol Soc Hao 2005
Rheumatology (Oxford) Kwon 2006
Clin Med Lewith 2006
Zhongguo Zhen Jiu Li 2007
Surg Today Li 2007
Conf Proc IEEE Eng Med Biol Soc Lin 2005
Conf Proc IEEE Eng Med Biol Soc Liu 2005
Showing 35 out of 35 references.
Save Search
Load Search
Set Default
Restore Default
Add Field
Insert Field
Delete Field
Close
Search

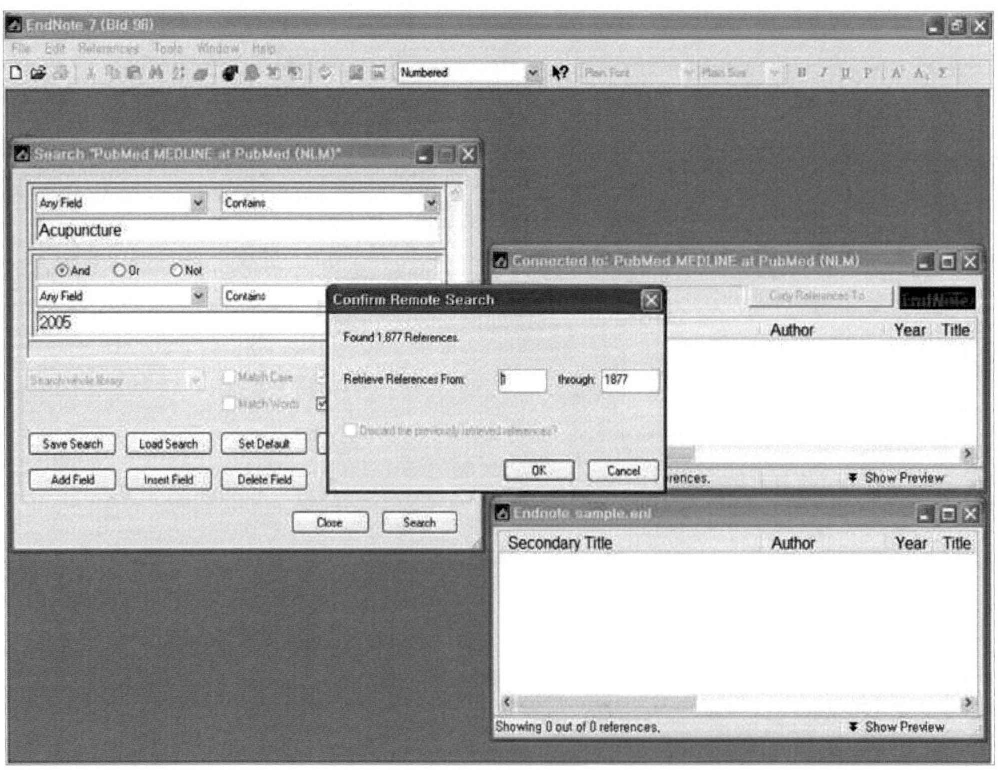
EndNote 7 (Bld 98)
Search "PubMed MEDLINE at PubMed (NLM)"
Any Field
Contains
Acupuncture
And
Or
Not
2005
Confirm Remote Search
Found 1,877 References.
Retrieve References From: 1 through: 1877
OK
Cancel
Connected to: PubMed MEDLINE at PubMed (NLM)
Author Year Title
Show Preview
Endnote sample.enl
Secondary Title Author Year Title
Showing 0 out of 0 references.
Save Search
Load Search
Set Default
Add Field
Insert Field
Delete Field
Close
Search

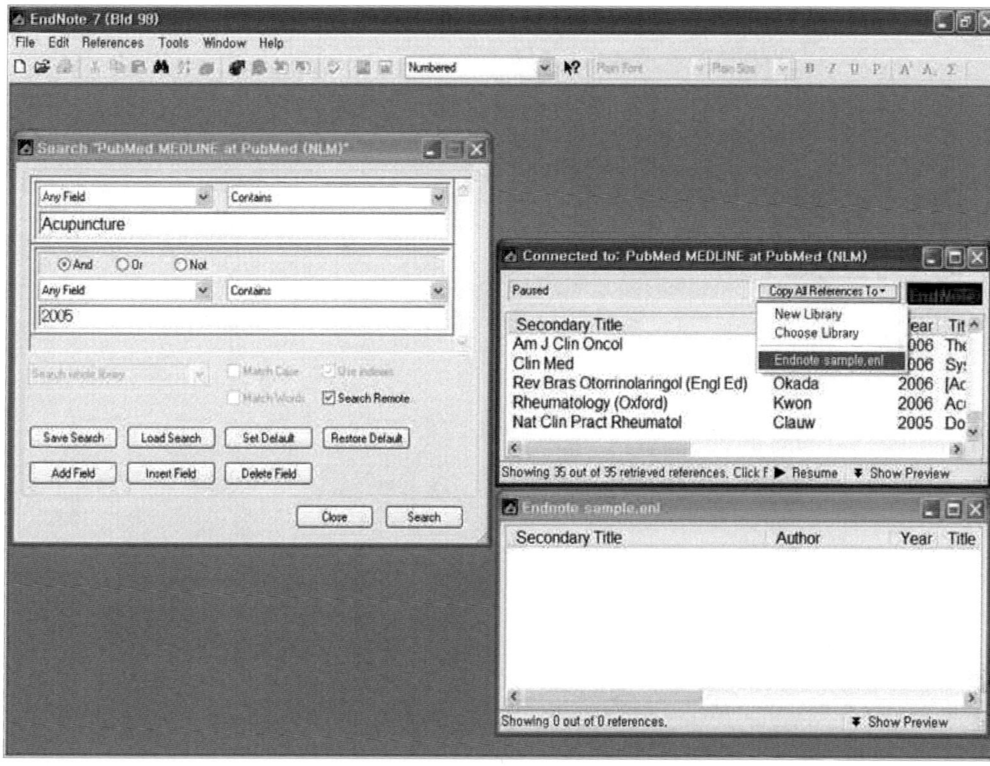
EndNote 7 (Bld 98)
File Edit References Tools Window Help
Search "PubMed MEDLINE at PubMed (NLM)"
Any Field
Contains
Acupuncture
And Or Not
Any Field
Contains
2005
Search Remote
Save Search
Load Search
Set Default
Restore Default
Add Field
Insert Field
Delete Field
Close
Search
Connected to: PubMed MEDLINE at PubMed (NLM)
Paused
Copy All References To
New Library
Choose Library
Endnote sample.enl
Secondary Title
Am J Clin Oncol
Clin Med
Rev Bras Otorrinolaringol (Engl Ed)
Rheumatology (Oxford)
Nat Clin Pract Rheumatol
Okada
Kwon
Clauw
Showing 35 out of 35 retrieved references.
Resume
Show Preview
Endnote sample.enl
Secondary Title
Author
Year
Title
Showing 0 out of 0 references.
Show Preview

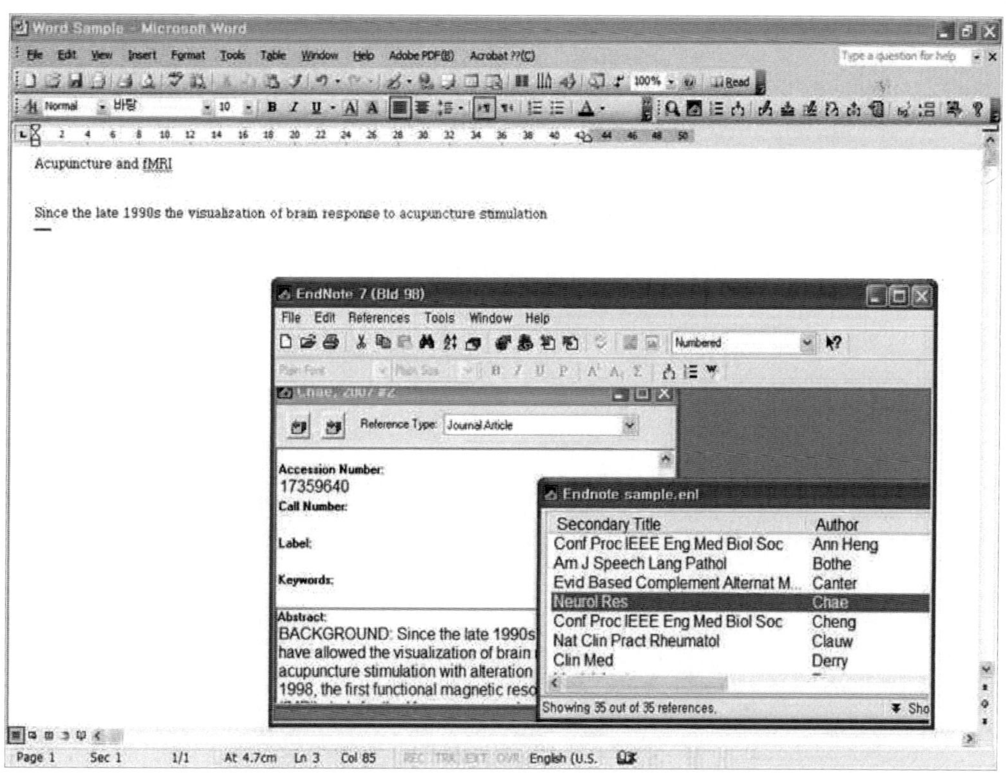
Word Sample - Microsoft Word
Acupuncture and fMRI
Since the late 1990s the visualization of brain response to acupuncture stimulation
EndNote 7 (Bld 98)
File Edit References Tools Window Help
Reference Type: Journal Article
Accession Number:
17359640
Call Number:
Label:
Keywords:
Abstract:
BACKGROUND: Since the late 1990s
have allowed the visualization of brain
acupuncture stimulation with alteration
1998, the first functional magnetic reso
Endnote sample.enl
Secondary Title
Author
Conf Proc IEEE Eng Med Biol Soc
Ann Heng
Am J Speech Lang Pathol
Bothe
Evid Based Complement Alternat M...
Canter
Neurol Res
Chae
Conf Proc IEEE Eng Med Biol Soc
Cheng
Nat Clin Pract Rheumatol
Clauw
Clin Med
Derry
Showing 35 out of 35 references.
Page 1 Sec 1 1/1 At 4.7cm Ln 3 Col 85

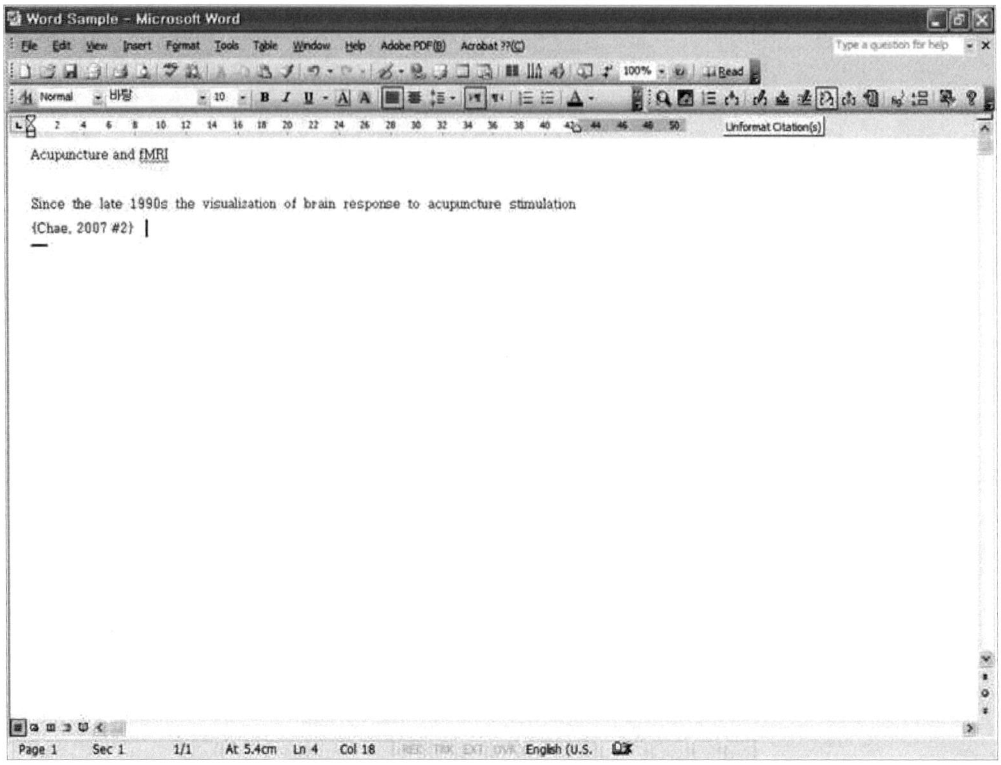
Word Sample - Microsoft Word
Unformat Citation(s)
Acupuncture and fMRI
Since the late 1990s the visualization of brain response to acupuncture stimulation
{Chae, 2007 #2}
Page 1 Sec 1 1/1 At 5.4cm Ln 4 Col 18 English (U.S.

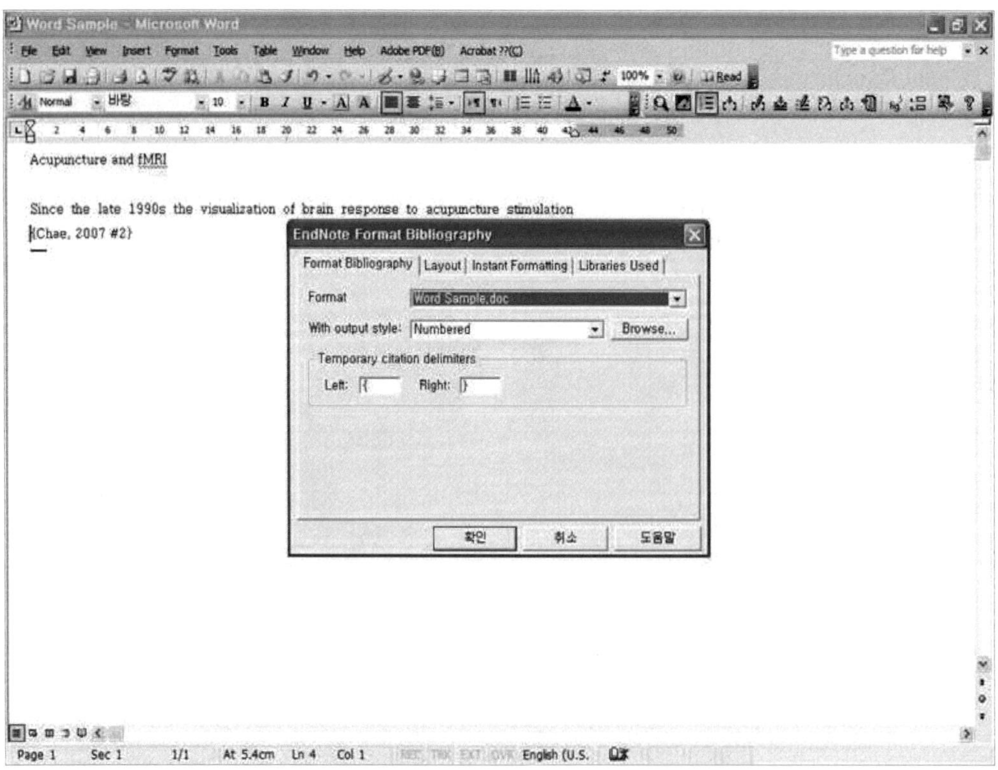
Word Sample - Microsoft Word
Acupuncture and fMRI
Since the late 1990s the visualization of brain response to acupuncture stimulation
{Chae, 2007 #2}
EndNote Format Bibliography
Format Bibliography
Layout
Instant Formatting
Libraries Used
Format
Word Sample.doc
With output style:
Numbered
Browse...
Temporary citation delimiters
Left: {
Right: }
확인
취소
도움말
Page 1 Sec 1 1/1 At 5.4cm Ln 4 Col 1 English (U.S.

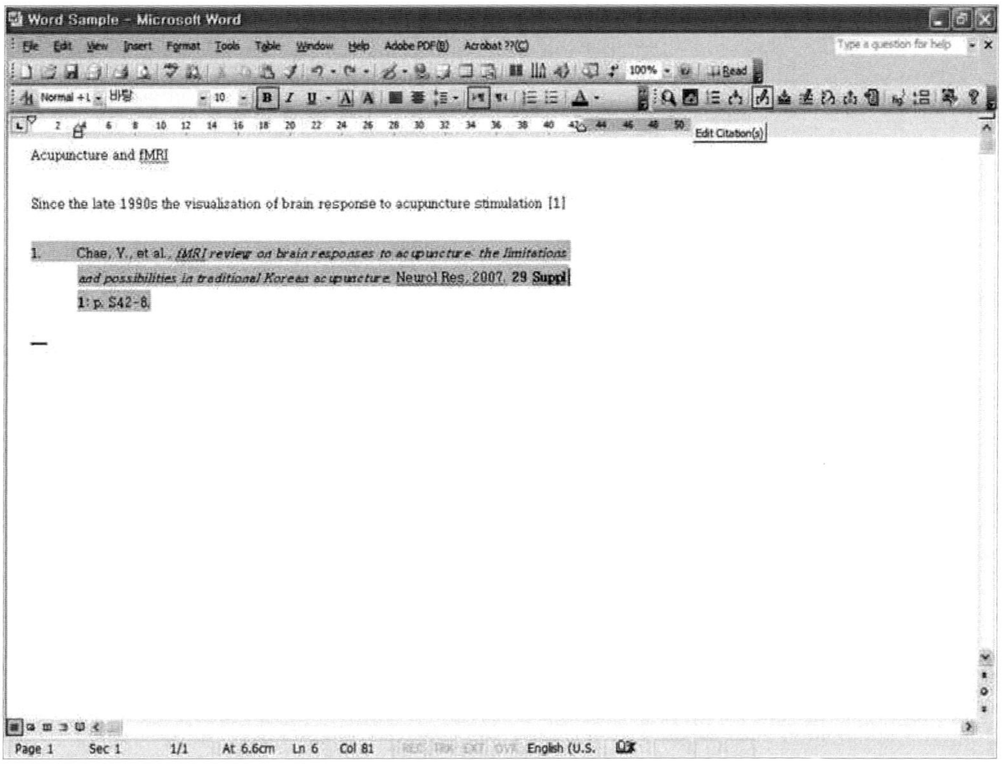
Word Sample - Microsoft Word
File Edit View Insert Format Tools Table Window Help Adobe PDF(B) Acrobat ??(C)
Type a question for help
Edit Citation(s)
Acupuncture and fMRI
Since the late 1990s the visualization of brain response to acupuncture stimulation [1]
1. Chae, Y., et al., fMRI review on brain responses to acupuncture: the limitations and possibilities in traditional Korean acupuncture. Neurol Res, 2007. 29 Suppl 1: p. S42-8.
Page 1 Sec 1 1/1 At 6.6cm Ln 6 Col 81 English (U.S.

[학습 노트]

아래에 IMR 양식에 맞추어 MS-Word와 Endnote로 작성한 문서를 예로 제시하였습니다.

사상성격검사의 개발과 타당화 과정

사상의학에 있어서, 객관적이고 신뢰성 높은 체질별 특성을 측정하는 도구에 대한 필요성은 항상 제기되어 왔는데, 이는 다학제 연구에 있어서도 동일하게 요구되는 것이다.[1]

이에 사상의학에 있어서 체질별 기질 특성을 객관적으로 측정하기 위한 사상성격검사(Sasang Personality Questionnaire, SPQ)가 개발되었는데,[2] SPQ는 음양론(陰陽論)과 유학(儒學)적 인성 개발을 토대로 하는 자기보고식 14문항 설문지로, 2주간격 측정-재측정 일치도는 0.84이었으며, 내적일치도(internal consistency)는 SPQ, SPQ-B, SPQ-E, SPQ-C가 각각 0.81, 0.74, 0.62, 0.62라고 보고되었다. SPQ는 행동(SPQ-Behavior : SPQ-B), 감정/정서(SPQ-Emotion: SPQ-E), 그리고 인지(SPQ-Cognition: SPQ-C)의 3가지 하위척도로 이루어져 있는데, 소음<태음<소양인의 순서대로 높아지는 것이 확인되었다.[2]

SPQ 검사에 대한 타당성 연구를 통해서는, 체질량지수(Body Mass Index, BMI)라는 신체적 특성과는 독립적인 심리특성을 대상으로 한다는 것과 함께,[3] 사상체질 전문의에 의한 체질진단에 있어서도 기존 연구와 동일하게 소음<태음<소양인의 순서로 높아진다는 것[4]을 확인할 수 있었다.

또한 SPQ 검사에 대한 확인적 요인분석과 경로분석을 진행하여 3개의 하위구조가 타당하는 것을 확인하였으며, 한국인 2500여명의 성별, 연령대별, 체질별 표준화된 점수를 BMI와 함께 제시함으로써, 사상체질의 심리적, 신체적 특징이 전 생애를 걸쳐 일정하게 유지된다는 것을 확인할 수 있었다.[5]

References

1. Park SJ, Kang KR, Kim SA, Hwang SM, Chae H. Systematic Review on the Study of Sasang Typology Published in Korea from 2000 to 2009. *Kor J Ori Med Physiol Pathol* 2011;25(4):721-727.
2. Chae H, Lee S, Park SH, Jang E, Lee SJ. Development and validation of a personality assessment instrument for traditional korean medicine: Sasang personality questionnaire. *Evid Based Complement Alternat Med* 2012;2012:657013.
3. Chae H, Lee SJ, Park SH, Jang ES, Lee SW. Validation of Sasang Personality Questionnaire (SPQ) with Positive and Negative Affection Schedule and Body Mass Index. *J Sasang Constitut Med* 2012;24(2):39-46.
4. Jang ES, Lee SJ, Park SH, Lee SW, Joo JC, Lee MS, Kim YH, Chae H. Clinical Validation of the Sasang Personality Questionnaire. *J of Oriental Neuropsychiatry* 2012;23(3):23-32.
5. Lee SJ, Park SH, Cloninger CR, Kim YH, Hwang M, Chae H. Biopsychological traits of Sasang typology based on Sasang personality questionnaire and body mass index. *BMC Complement Altern Med* 2014;14(1):315.

5.3. 참고 자료

[학습 노트]

본 실습 교재의 작성과정에 활용된 책, 논문 및 홈페이지 자료입니다. 높은 수준의 논문을 작성하는 기술을 스스로 학습하실 때 참고자료로 활용하세요.

BOOKS

- Aviva Petrie, Caroline Sabin. Medical Statistics at a glance (2nd Ed.) Blackwell Publishing. 2005
- Beth Dawson, Robert G. Trapp. Basic & Clinical Biostatistics (4th Ed.). LANGE. 2004
- Edward J. Huth, Writing and Publishing in Medicine (3rd Ed.), Williams and Wilkins, 1990
- Malcolm A Moore, Hiroyuki Tsuda. A Practical Guide to the Use of Scientific English. APE Press Ltd. 2003
- Mimi Zeiger. Essentials of Writing Biomedical Research Papers (2nd Ed.). McGraw-Hill Professional. 1999
- Martin Bland. An introduction to medical statistics (3rd Ed.). Oxford University Press. 2000
- Thomas E. Ogden, Israel A. Goldberg. Research Proposals. A guide to Success (3rd Ed.) Academic Press. 2002
- Trisha Greenhalgh. How to Read a Paper: The Basics of Evidence-Based Medicine. BMJ. 2006
- Warren S. Browner, Publishing and presenting clinical research (2nd Ed.), Lippincott, 2006
- 김상현. 영어로 논문쓰기 : The Essential Guide to Writing English Papers. 넥서스. 2006
- 김형순. 논문 10%만 고쳐써라! : 체계적이고 정교한 과학논문 작성법. 야스미디어. 2003
- 박윤곤, 민상기, 남용택 옮김. 의학논문작성법. 아카데미아. 2000
- 송은경. 영어 논문 쉽게 쓰기. 2005
- 성태제. SPSS/AMOS를 이용한 알기쉬운 통계분석. 학지사. 2008
- 이종승. 교육 심리 사회 연구방법론. 교육과학사. 2009
- 이해정, 이은현, 송라윤, 안숙희. 건강전문가를 위한 연구방법론. 군자출판사. 2006
- 탁진국. 심리검사 개발과 평가방법의 이해. 학지사. 2007
- 한의과대학 예방의학교실. 예방의학 및 보건학 (2판). 계축문화사. 2007

Articles

- 이용재, 곽민정, 정해리, 하현이, 채한. 국내 한의학 학술지에 사용된 통계기법에 대한 고찰: 1999-2008 한국연구재단 등재지를 중심으로. 한국한의학연구원논문집 18(2):55-64. 2012
- 채한, 신상우, 장우창, 백유상. 한의과대학 학부생을 대상으로 한 원전학 논문 작성 교수법의 효과 고찰. 대한한의학원전학회지 21(1):285-294. 2008
- 채한, 이수진, 장정희, 신상우. 한의과대학 학부생을 대상으로 한 영문 의학논문 교육의 효과 고찰. 대한한의학회지 28(1):94-104. 2007

인터넷 홈페이지

- An Introduction to Clinical Trials (http://www.clinicaltrial.gov/ct/info/whatis#whatis)
- ClinicalTrials.Gov (http://www.clinicaltrial.gov/)
- CONSORT (randomized controlled trials) (http://www.consort-statement.org)
- DBpia (http://www.dbpia.co.kr),
- Endnote (http://www.endnote.com/)
- FDA (http://www.fda.gov/)
- Google 학술검색 (http://scholar.google.com)
- ICH (http://www.ich.org/)
- Integrative Medicine Research (http://www.imr-journal.com/)
- IRB/Wikipedia (http://en.wikipedia.org/wiki/Institutional_review_board)
- Journal Citation Report (http://isiknowledge.com/jcr/)
- Korea Institute of Science and Technology Information (http://society.kisti.re.kr),
- Korean Studies Information Service System (http://kiss.kstudy.com),
- Korean Traditional Knowledge Portal (http://www.koreantk.com),
- MOOSE (meta-analyses of observational studies in epidemiology) (http://www.consort-statement.org/Initiatives/MOOSE/moose.pdf)
- National Center for Complementary and Alternative Medicine (http://nccam.nih.gov/)
- National Discovery for Science Leaders (http://www.ndsl.kr),
- Oriental Medicine Advanced Searching Integrated System (http://oasis.kiom.re.kr/)
- Pubmed (NCBI) (http://www.ncbi.nlm.nih.gov/entrez/, www.pubmed.org)
- QUOROM (systematic reviews and meta-analyses) (http://www.consort-statement.org/Initiatives/MOOSE/moose.pdf)
- Regulations and Ethical Guidelines/OHSR (http://ohsr.od.nih.gov/guidelines/45cfr46.html)
- Research Information Service System (http://www.riss4u.net).
- STARD (studies of diagnostic accuracy) (http://www.consort-statement.org/stardstatement.htm)
- STROBE (observational studies in epidemiology) (http://www.strobe-statement.org)
- The Cochrane Collaboration (http://www.compmed.umm.edu/Cochrane/)
- Uniform Requirements for Manuscripts Submitted to Biomedical Journals: Writing and Editing for Biomedical Publications (http://www.icmje.org/),(http://kamje.or.kr/)
- Wikipedia (http://en.wikipedia.org/)
- 국립 한의학전문대학원 (http://kmed.pusan.ac.kr/)
- 부산대학교 도서관 (http://pulip.pusan.ac.kr/)
- 식품의약품안전청 (http://www.kfda.go.kr)
- 한국한의학연구원 (http://www.kiom.re.kr)

저자 소개

채 한

경희대학교 한의과대학을 졸업하고, 역시나 경희대학교 한의과대학에서 박사학위까지 취득. 한의사. 한의학 박사. 한국한의학연구원에서의 연구원 생활을 거쳐, 제대로 된 리서치 트레이닝을 위하여 도미, Harvard Medical School, Molecular Neurobiology Laboratory와 Cleveland Clinic Foundation, Center for Integrative Medicine에서 Research Fellow로서 연구 경력과 경험을 쌓음. 미국에서 Well-being을 위한 진짜 침/구/한약을 보여주려고 Diplomate in Acupuncture (NCCAOM, USA)를 했으나, 대구한의대학교 한의과대학을 거쳐 지금은 부산대학교 한의학전문대학원에서 연구하는 한의사를 만들고 있음.
한국문인 신인상으로 수필가 등단.
세계는 정말 좁은데, 한의사가 할 일은 참 많음.
홈페이지는 http://www.chaelab.org

실습으로 익히는 의학 논문 작성법
Practical Guide for Writing Article in Medicine

초판 인쇄 2014년 10월 15일
2판 1쇄 2020년 8월 31일

저 자 채 한

발 행 인 차 정 인
펴 낸 곳 부산대학교 출판문화원
등록 - 제1983-000001호 1983. 11. 10.
주소 - 부산광역시 금정구 부산대학로63번길 2(장전동)
전화 - (051) 510 - 1932, 1933, 1935, 1967
팩스 - (051) 512 - 7812

* 잘못된 책은 구입한 서점에서 교환해 드립니다.

정가 9,000원

ISBN 978-89-7316-672-5 93510